MORISONIANA FRANÇAIS,

PARIS. — IMPRIMERIE D'ÉD. PROUX, rue Neuve-des-Bons-Enfans, n. 3.

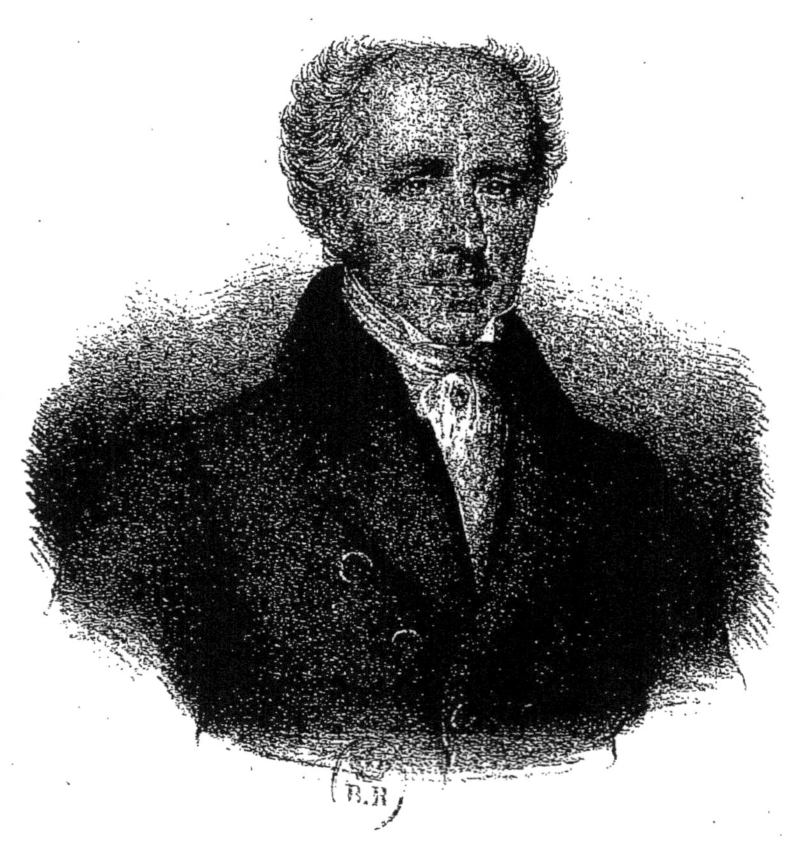

MORISONIANA FRANÇAIS

OU

NOUVELLE DOCTRINE

MÉDICALE

DE L'HYGEIST MORISON,

PRÉSIDENT DU COLLÉGE BRITANNIQUE DE SANTÉ.

PAR

LE DOCTEUR V.-C. CHARLES DE SAINT-FÉLIX,

Membre de plusieurs sociétés savantes nationales et étrangères,
Correspondant du Collége britannique de Santé, etc., etc.

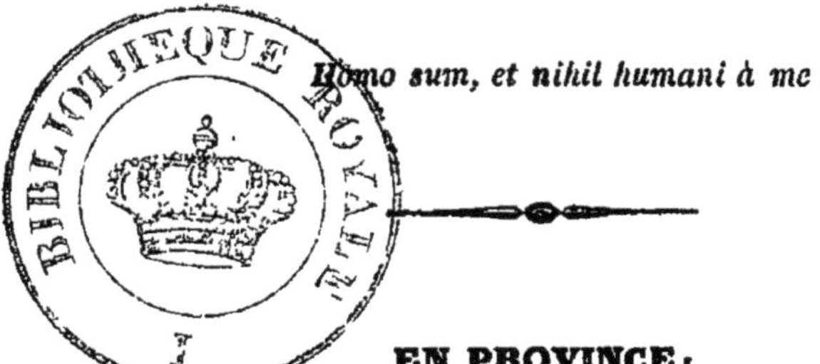

Homo sum, et nihil humani à me alienum puto.

EN PROVINCE;

Chez tous les principaux Libraires et Pharmaciens
dépositaires.

PARIS,

DELAUNAY, LIBRAIRE, PALAIS-ROYAL,
ET CHEZ TOUS LES MARCHANDS DE NOUVEAUTÉS.

—

1836

Mettre une préface à ce livre fut notre première intention ; mais en y réfléchissant, nous avons préféré laisser le public, juge et partie en matière de santé, donner lui-même son avis, nous contentant d'exposer à ses yeux les pièces du procès, sans vouloir pressentir son jugement. C'est à l'examen et à la bonne foi des hommes impartiaux que nous en appelons. Seulement, nous placerons ici quelques détails sur la vie de M. Morison, et les circonstances qui ont amené sa précieuse découverte. Nous laisserons parler l'illustre hygéiste (1) lui-même : l'air de bonne foi, l'originalité naïve qui règnent dans les paroles de M. Morison paraîtront préférables aux pages les plus éloquentes.

Jacques Morison, le plus jeune des fils d'Alexandre Morison, écuyer de Bognie, comté d'Aberdeen, naquit en 1770. Sa famille a été long-temps une des plus influentes et des plus honorables du pays, et le dernier représentant de Banffshire. Jean Morizon était son frère. Dans sa jeunesse, étant destiné au commerce, il étudia à

(1) *Hygéiste* ; voyez pour l'explication de ce mot, la note de la page 2.

l'Université d'Aberdeen (Ecosse) et ensuite à Hanau, en Allemagne.
Après avoir terminé ses études, il résida à Riga, comme négociant ,
puis enfin aux Indes occidentales, où il acquit des propriétés considérables. Le mauvais état de sa santé l'ayant obligé de revenir en
Europe et de chercher sous un autre climat une amélioration pour
sa santé, il se fixa vers l'année 1814 à Bordeaux, où il vécut d'une
manière honorable. Il y a maintenant douze ans que, par sa découverte et sa persévérance, il a accompli sa guérison extraordinaire.

Nous ne pouvons mieux faire que de transcrire, d'une manière
succincte, les intéressans détails donnés par lui-même dans le *Morisoniana anglais :*

« Une période de trente-cinq années de souffrances , de tous genres, est un événement qui arrive à peu de personnes, peut-être à
aucune ; et s'il eût plu à Dieu de m'appeler à lui il y a huit ans (1), je
serais mort ignoré, et le monde n'aurait recueilli aucun profit de mes
infortunes, pas même les heureux effets produits par les mêmes
moyens sur mes enfans. Ceci est une garantie pour le monde entier,
garantie que l'on ne rencontre pas souvent, et qui peut servir de
preuve convaincante à l'épigraphe de cet avis, « que la santé et la
» vieillesse sont à la portée de tous. »

» J'avais déjà passé ma cinquantième année avant d'apercevoir la
lumière, la vraie lumière qui m'a guidé pour le rétablissement de
ma santé ; et depuis l'âge de seize ans, j'avais mené une vie de mi-
sère et de chagrin. Pendant cette longue période, j'ai cru . pensé et
agi comme tous ceux qui sont à la recherche de leur santé : les pen-
sions , la retraite et la constipation étaient les causes qui donnèrent naissance à ma maladie.

» Après cinq ans (de seize à vingt-un) passés dans un état de né-
gligence, et lorsque la maladie fut enracinée, je pris tous les remèdes
que les médecins de tous les pays ont l'habitude d'ordonner ; tels
que changement d'air , délassemens champêtres, vermifuges purgatifs salins, etc. Le traitement changea, et les amers , stomachiques,
vin d'Oporto, beefsteaks, bains froids, etc., furent ordonnés : après,
vint le changement de climat, d'un climat froid à la zone torride ,
sans aucune altération ; enfin succéda le mercure sous toutes ses
formes , l'éther, le quinquina en abondance , les pilules locati-
ves, etc., etc., puis des légumes, de l'eau et une diète presque complète.

» Plusieurs mois de ces divers traitemens, au lieu d'améliorer ,
empirèrent ma situation. Mes médecins voyant que rien ne me
réussissait, et que la maladie résistait à toutes les ordonnances, me
conseillèrent de vaquer à mes occupations et d'apprendre à supporter mes souffrances. Un défaut complet de sommeil, des palpitations,
un malaise vers la région du cœur, et éprouvant quelque chose de
semblable à une barre dans la partie inférieure de la poitrine ; tout
cela n'était rien pour des gens accoutumés à entendre journellement

____

(1) M. Morison écrivait cela en 1824.

de pareilles plaintes. Une autre chose pour les grands oracles d'Epidaure, fut de trouver dans la conformation de ma poitrine la cause de toutes mes maladies; c'est pourquoi ils m'ordonnèrent un juste-au-corps en acier pour ouvrir ma poitrine et donner au cœur plus de liberté de mouvement. Cette opération me parut un effort de génie, et me montra les ressources de l'art médical. Je bénis les hommes qui se dévouaient ainsi au soulagement de leurs semblables et à la recherche de toutes les maladies, etc. Mais hélas ! ma poitrine ne voulut pas s'ouvrir, et les os ne s'étendirent pas.... Je suppose, lecteurs, que vous croyez avoir tout entendu, et qu'en bonne conscience me déclarez incurable, ce que j'étais près de croire moi-même : mais la maladie est un manteau qu'on ne peut porter sans être aperçu ; elle se voit sur les traits, les yeux, etc., toutes choses qui annoncent un désordre complet de l'économie : cependant j'étais encore jeune, et par conséquent en droit d'exiger du soulagement et de la santé. —Une guérison d'une telle importance ne pouvait cependant pas être entreprise par un seul; c'est pourquoi une consultation composée de deux médecins et de deux chirurgiens, de la plus haute réputation, fut résolue. Que croyez-vous qu'ils décidèrent à l'unanimité ? Rien, seulement de pratiquer un trou ou une incision dans la partie inférieure de l'estomac, arriver au cartilage qui se trouve placé là , l'enlever et le couper, donnant pour raisons plausibles que le cartilage étant trop long, il enveloppait l'estomac et causait l'abattement, l'irritation et les insomnies, etc., etc., desquels enfin je me plaignais. Guidé par de tels mentors et hommes de science, je consentis à tout. L'opération fut commencée (et de laquelle je porte encore la marque aujourd'hui); mais en avançant, ces grands docteurs s'effrayèrent du danger qu'il en pourrait résulter, et m'abandonnèrent aux soins d'un autre chirurgien pour cicatriser la plaie. Ce fut un coup terrible à supporter qu'un tel désappointement, après de si vives espérances ! Que faire ? Se suicider ? La nature et la religion s'y opposent. Ainsi donc, je continuai d'année en année, luttant avec ma maladie; mon moral était abattu, le méridien de la vie passé; les pouvoirs et l'énergie diminuant rapidement, je descendais vers la tombe; enfin la plus légère nourriture me causait toutes les horreurs de l'indigestion, etc. J'étais ainsi dans la cinquante-unième année, lorsque je commençai à réfléchir sur tout ce qui s'était passé à mon égard; je vis promptement la futilité et le défaut de principe dans toutes les ordonnances de mes docteurs; ils m'apparurent , comme la personne qui a les yeux bandés, au jeu de *Colin-Maillard*, tâtonnant; c'est donc un vrai bonheur s'ils rencontrent la véritable maladie. Enfin, je me dis à moi-même: Qui peut me rendre aussi souffrant ? Certes, ce n'est point une balle, une pierre, ni un instrument aigu ; ce ne saurait être les parties solides, car si une d'elles était affectée, je m'en apercevrais immédiatement; ce ne peut donc être que mes mauvaises humeurs, qui, de l'estomac et des entrailles, se répandent sur toutes les parties du corps. Je fus alors fixé, et plaçai ma confiance dans les médecines végétales universelles, comme seul et unique moyen de purifier le sang et le systême, et elles ne mé trompèrent point. Un pas en amène un autre, et je trouvai que, loin d'affaiblir, elles donnaient au contraire de nouvelles forces.

» Toutes les nations, depuis l'époque la plus reculée, ont eu des vaisseaux. Colomb trouva seul le chemin de l'Amérique; avant lui on ne savait que ramer dans un port; par Colomb, le monde a retiré des vaisseaux tous les avantages qu'ils étaient susceptibles de produire. De même, j'ai entrepris sur un océan inconnu, et fait l'objet de mes recherches, la « *santé.* »

» Par l'usage de ces médecines, j'ai, généralement parlant, renouvelé ma jeunesse, j'ai été débarrassé de tous mes maux, mes membres sont devenus souples, les palpitations ont disparu, et mon sommeil est revenu pour une période de quatre ou cinq heures par nuit. Je ne crains ni l'humidité, ni le rhume, ni la chaleur, dans aucune situation; l'exercice ne me donne aucune fatigue, et ce grand changement s'est opéré par la plaisanterie d'avaler en se couchant quelques pilules et de boire le matin un verre de limonade. — Fort heureusement que j'ai eu le bonheur d'éviter le laudanum et les saignées, car il m'eût été impossible de rapporter cette histoire. »

CHAPITRE Iᵉʳ.

De la médecine avant Hippocrate. — Divinités médicales, la déesse Hygie. — La médecine entre les mains des prêtres. — La famille des Asclépiades. — Initiation des philosophes aux connaissances des prêtres,—Pythagore et son école. — Démocrite, Empédocle se livrent à l'anatomie. — Hippocrate, sa vie, son système médical. — Rapport entre les vues du père de la médecine et la manière de voir de l'hygeïst Morison. — Les médecins s'éloignent du champ de l'observation tracé par Hippocrate. — Portrait satirique laissé par Lucien des successeurs du divin vieillard. — Ce portrait est encore applicable aux médecins de nos jours. — Différentes sectes médicales : les dogmatiques, les empiriques, les éclectiques. — Ce que devient la thérapeutique au milieu de la confusion des systèmes.

I. — *De la médecine avant Hippocrate.*

L'homme jeté nu et sans défense sur cette terre, armé seulement de son intelligence, eut à pourvoir d'abord à ses besoins naturels. Se nourrir, se vêtir fut son premier soin ; celui de soulager ses maux physiques, de les adoucir, dut être le second. Aussi, partout la tradition , l'histoire nous montrent-elles la médecine contemporaine des premiers âges de l'humanité. Si le *Thaut,* l'*Hermès* des Egyptiens, révèle aux habitans des bords du Nil les notions primitives des sciences, les derniers livres des ouvrages qu'on lui attribue renferment ses connaissances sur l'art de guérir. Le législateur des Hébreux , *Moïse,* a laissé dans le plus ancien des monumens historiques que nous possédions, le *Pentateuque,* les moyens dont se servaient les Juifs pour traiter et prévenir les maladies. On sait les honneurs divins que l'esprit poétique et reconnaissant des peuples de l'antiquité rendait aux hommes qui avaient consacré leurs talens et leur génie au bonheur de l'humanité. *Apollon, Esculape, Junon* sous le nom de *Leucine,* la nymphe *Hygie* (1) et une

(1) *Hygie* ou *Hygiée,* sœur d'Esculape, adorée aussi à Rome sous le nom de *Dea salus,* était considérée en Grèce comme la déesse de la santé. Des temples lui étaient consacrés. Elle était représentée sous les formes gracieuses d'une jeune fille , d'une taille svelte et élégante, vêtue d'une robe légère recouverte d'une tunique. Autour de son bras était enlacé un serpent, de l'autre main elle tenait une coupe. Les Anglais, reconnaissans des cures merveilleuses et des immenses résultats obtenus à l'aide de la

foule d'autres divinités présidaient à la médecine.

Habitués à ne considérer, dans les phénomènes de la nature, que la puissance des dieux dont ils avaient peuplé l'univers, les nations ne virent que la colère du ciel dans la production des maladies, ils cherchèrent donc à la conjurer. Les sacrifices, les expiations et mille autres cérémonies religieuses étaient ainsi naturellement les principales ressources thérapeutiques. Les prêtres entretenaient avec soin des usages et des mœurs qui augmentaient leurs richesses, leur influence, et maintenaient leur domination. Cependant ils arrivèrent nécessairement à reconnaître la part que certaines modifications physiques apportent, soit dans le développement des maladies, soit dans le retour à la santé. C'est ainsi qu'ils reconnurent que les bains, les frictions, un régime sévère, concouraient non moins puissamment que l'intervention du dieu à la guérison des malades.

méthode thérapeutique de M. Morison, ne désignent plus l'honorable président du collége britannique de santé que sous le nom de *the hygeist Morison*, c'est-à-dire Morison qui rend, qui conserve la santé.

Ceux-ci, accourus dans les temples pour implorer la santé, y laissaient l'*histoire* de leur maladie. Gravée sur des espèces de tablettes, appelées *votives*, ou sur les colonnes de l'édifice sacré, cette histoire transmettait à la postérité les fruits de l'expérience du passé (1). Les castes sacerdotales surent acquérir ainsi une foule de connaissances médicales, qui, en Grèce, rendirent particulièrement célèbres quelques familles de prêtres. Parmi elles, on remarque surtout celle des *Asclépiades* qui prétendaient descendre d'Esculape. Les membres de ces familles faisaient jurer aux initiés, d'après les statuts de l'ordre d'Apollon, d'Esculape, d'Hygie et de tous les dieux de la médecine, de ne pas profaner les mystères et de ne les dévoiler qu'aux enfans de leurs maîtres, ou à ceux qui s'engageraient par le même serment (2). Aussi Galien dit-il, dans un de ses ouvrages (3) que les connaissances médicales

(1) Gruner. *De incrementis artis medicæ per expositionem ægro-torum in vias publicas et templa.* Leipsick, 1749; d'après le docteur Sprengel.

(2) Kunt-Sprengel. *Hist. de la Méd.*, tome I,

(3) *Administ. anatom.*

étaient héréditaires, que les parens les trans-
mettaient aux enfans comme une prérogative
de famille, mais que par la suite on se relâcha,
et qu'on en fit part aux étrangers par initia
tion; qu'ainsi elles devinrent peu à peu une
propriété moins exclusive. On comprend alors
comment les philosophes voyageurs de la Grèce
obtinrent des prêtres de l'Egypte d'être initiés
à une partie de leurs mystérieuses connaissances. Ces prêtres, dont l'influence s'exerçait sur
les habitans d'une contrée basse et maréca-
geuse, avaient déjà entrevu l'utilité de certains
médicamens dépuratifs, qui, en augmentant
les sécrétions, soustraient à l'économie une
masse surabondante d'humeurs, préviennent
et guérissent des infiltrations, des hydropisies
qui devaient être communes chez eux. De là,
la vénération des anciens peuples des bords du
Nil pour la scille. Cette plante diurétique était,
sous le nom de αρόμμνον (1), l'objet d'un
culte public dans le temple de Péluse. Chez
les Hébreux comme chez les Egyptiens, les prêtres s'étaient exclusivement reservé l'étude et
l'exercice de la médecine : les lévites seuls sa-

____

(1) Mot grec qui signifie ognon.

vaient guérir la lèpre (1) ; mais plus tard, les prophètes exercèrent aussi l'art médical.

L'antique civilisation des Grecs, héritière des mœurs et des usages de l'Egypte, nous montre également la médecine circonscrite dans l'intérieur des temples jusqu'à l'époque d'Hippocrate. C'est de ce grand homme que date réellement la médecine, considérée comme science à part; il en est pour nous le fondateur. Il la sépara en effet entièrement des mystères et des jongleries dont l'entouraient les adeptes sacrés. Mais déjà, avant lui, un philosophe célèbre, *Pythagore*, dont l'instruction et les voyages en Orient et dans l'Egypte avaient agrandi les idées, avait compris le besoin de ramener la philosophie à ses véritables sources. Il chercha à reconnaître les causes naturelles des phénomènes; il s'occupa particulièrement de la diététique ; la sobriété en était le fondement ; et les alimens tirés du règne animal, dont les Grecs abusaient sans doute alors outre mesure, furent sévèrement proscrits (2). Pythagore recommandait la mo-

(1) Moïse, 3-14.

(2) Le philosophe puisa l'idée de cette proscription sévère dans les mœurs des peuples orientaux, chez qui l'usage de cer-

dération dans les plaisirs de l'amour, il défendait surtout de s'y livrer de trop bonne heure; et pour éloigner chez les jeunes gens toute idée voluptueuse, il voulait qu'on les occupât sans cesse, soit aux travaux de l'esprit, soit aux exercices de la gymnastique. C'est à Pythagore qu'on attribue la fameuse théorie des nombres qui a joué un si grand rôle dans le monde. La pratique de la médecine et l'observation lui servirent sans doute de guide et de point d'appui dans le développement de cette théorie. Certaines maladies parcourent en effet leurs périodes dans un espace de temps déterminé. Dans leur cours, des crises se manifestent fréquemment à des époques fixes : de là la doctrine des *jours critiques* en médecine, doctrine souvent attaquée, niée et de nouveau réhabilitée, mais qui, comme une foule d'autres questions, restera long-temps encore le sujet de discussions interminables parmi les médecins. Du reste, à côté de l'école pythagoricienne, et même de son sein, s'élevèrent d'autres philosophes qui s'efforçaient de rejeter l'esprit hu-

taines viandes, du porc, entre autres, était strictement défendu par la loi : on sait les préceptes de la religion juive à cet égard.

main en dehors de l'ornière de la théosophie.
L'école de Démocrite, les travaux d'Empédocle d'Agrigente, contribuèrent puissamment à
ce but. Ces grands hommes s'occupèrent même
de dissection ; ils signalèrent une foule de
de détails dans l'organisation animale, et s'élevèrent à des explications physiologiques plus
en harmonie avec la réalité. Alors les dieux, les
génies, les divinités secondaires qui animaient
chaque phénomène, furent successivement ré-
légués dans l'Olympe, et l'étude de la nature
fit enfin partie du domaine de l'intelligence de
l'homme. Ce concours de circonstances favorables, les lumières qui se répandaient, hâ-
tèrent et déterminèrent enfin la révolution ci-
vilisatrice dont le grand Hippocrate devait être,
dans les sciences médicales, le digne représentant.

Section II. — Hippocrate, descendant d'une
famille de prêtres médecins depuis long-temps
en possession du monopole de l'art de guérir,
puisa, au sein même de sa famille et dans les
temples où il fut élevé, les notions médicales
alors connues. Il trouva surtout dans les ins-
criptions et sur les tablettes votives une foule

(9)

d'histoires de maladies qui, réunies à celles
que dut lui fournir l'exercice de la médecine,
lui servirent de matériaux pour établir les
maximes et les préceptes qu'il publia. Sous le
nom d'*aphorismes,* ils constituent encore aujourd'hui la clé de voûte des sciences médicales. Ce grand médecin (1) apprit de son père

(1) On n'est pas d'accord si tous les ouvrages attribués à Hippocrate doivent être rapportés à un seul homme, ou s'ils sont
le résultat des travaux de plusieurs médecins. Les médecins
hellénistes les ont partagés en ouvrages *légitimes*, ou qui doivent être réellement sortis de la plume d'Hippocrate, et en ouvrages *apocryphes*. Pour nous, peu nous importe qu'il y ait eu
un seul médecin du nom d'Hippocrate ou qu'il y en ait eu plusieurs ; et de même qu'aujourd'hui les poésies homériques sont
attribuées à un seul homme, représentant de l'époque poétique
la plus ancienne de la Grèce, à Homère; de même nous rap-
portons à un seul auteur les livres ordinairement attribués au
génie d'Hippocrate. Quant à ceux qui seraient curieux de con
naître la généalogie de la famille d'Hippocrate, ou plutôt des
Hippocrates, nous la donnons ici telle que l'a rapportée, par
ordre chronologique, l'historien allemand, Kurt-Sprengel,
dans son premier volume de l'Histoire de la médecine ; nous
rappelons seulement qu'il n'est question que des membres les
plus célèbres de cette illustre famille. L'un d'eux. *Nembrus*,
jouissait d'une très grande réputation au temps de Solon, dans la
quarante-neuvième olympiade, 580 ans avant J.-C. Il eut deux
fils, *Gnodiscus* et *Chrysos.* Le fils de Gnodiscus, ou *Hippocrate Ier*, fut contemporain de Thémistocle et de Miltiade. I

Héraclide, médecin lui-même, l'art d'observer les maladies qui se présentaient dans les temples, et celui de les guérir. On croit également qu'il fut le disciple de Démocrite d'Abdère,

vivait à l'époque de la guerre des Grecs contre les Perses, 500 ans avant J.-C. Quelques-uns des écrits hippocratiques lui sont attribués.

Hippocrate Ier eut pour fils Héraclide, qui fut père d'*Hippocrate II*. Ce dernier naquit la première année de la quatre-vingtième olympiade, 460 ans avant J.-C., et parvint à sa plus grande célébrité dans la quatre-vingt-sixième olympiade, 436 ans avant J.-C. Il mourut 375 ans avant J.-C. Il est le plus célèbre de la famille ; c'est lui qu'on doit considérer comme le réformateur et le père de la médecine ; c'est à lui également qu'on attribue la collection des écrits hippocratiques. Il laissa deux fils, *Thessalus* et *Dracon*, qui fleurirent dans la cent troisième olympiade, 360 ans avant J.-C.

Hippocrate III, fils de Thessalus, embrassa les systèmes de Platon, et composa plusieurs livres de médecine. *Hippocrate IV*, fils de Dracon, et médecin de la cour de Macédoine, se rendit célèbre par la guérison de la princesse *Roxane*, veuve d'Alexandre-le-Grand. Il vivait encore 347 ans avant J.-C., et passe pour être l'auteur de quelques-uns des livres de la collection hippocratique. D'autres médecins du nom d'Hippocrate appartiennent encore à cette famille, entre autres deux fils de Thessalus, Hippocrate V et Hippocrate VI ; le gendre du grand Hippocrate, Polybe ; un de ses parens, Ctesias ; Dioxippe, Philinus, de l'île de Cos, et d'autres médecins dont les fastes de la science font mention, rentrent encore dans la même famille.

qui lui aurait alors enseigné ses principes en philosophie et ses connaissances en astronomie. Quoi qu'il en soit, peu de chose nous est resté sur ce qui concerne Hippocrate ; nous savons seulement qu'il descendait d'Esculape par son père, et d'Hercule par sa mère Praxithé. Il était le dix-neuvième des descendans d'Esculape, qui, sous le nom d'*Asclépiades*, s'étaient voués exclusivement au culte du dieu de la médecine et à l'exercice de l'art de guérir. Il naquit dans l'île de Cos, dont le temple était le plus fréquenté de tous ceux que les Grecs avaient consacrés à Esculape. Il paraît qu'Hippocrate voyagea beaucoup ; dans ses écrits, il parle souvent de différentes villes situées dans la Thrace, de la Scythie et des pays qui avoisinent les Palus-Méotides et le royaume de Pont ; il a même laissé un tableau fidèle et intéressant des mœurs et de la manière de vivre des habitans de ces contrées. Il délivra Athènes, Abdère et l'Illyrie d'une peste qui y causait de grands ravages ; mais c'est surtout en Thessalie qu'il passa la plus grande partie de sa vie, et c'est à Larisse qu'il mourut, âgé de quatre-vingt-cinq ans. La réputation d'Hippocrate avait franchi les limites de la Grèce, et Ar-taxercès Longue-main, roi des Perses, dont l'empire était ravagé par la peste, lui fit offrir d'immenses présens s'il voulait venir se fixer dans ses états. Le refus d'Hippocrate et son noble désintéressement ont fourni à Girodet le sujet d'un de ses plus beaux tableaux que tout le monde admire.

Nous ne pouvions nous dispenser de nous étendre un peu sur la vie du père de la médecine; mais il nous reste à examiner maintenant quelles déductions ce génie créateur sut tirer de ses nombreuses observations. Indépendamment de la valeur des symptômes pour l'issue des maladies, valeur qu'en général il détermina d'une manière si exacte et et si précise, le *divin vieillard* (1) avait remarqué que presque toujours les maladies parcourent différentes périodes, et qu'elles se terminent par des évacuations; il attendait avec patience l'époque de l'expulsion des matières morbifiques; il cherchait à reconnaître si la coction avait eu lieu : les humeurs excrétées,

(1) Hippocrate est souvent appelé le *père de la médecine*, le *divin vieillard*, le *prince des médecins*, *l'oracle de Cos*, etc.

les urines, les déjections alvines, etc., lui servaient de guides dans cette recherche ; alors il
favorisait cette expulsion par tous les moyens
qui étaient en son pouvoir. Voyant que le plus
souvent la nature, *le premier des médecins,*
comme il le dit lui-même, mettait fin aux maladies en provoquant des évacuations alvines,
Hippocrate avait souvent recours aux purgatifs
pour arriver au même but ; mais il attendait
toujours que le travail d'élaboration, de coction
de la matière morbifique fût achevé. Son esprit, dégagé des théories subtiles et du jargon
scientifique des médecins qui sont venus après
lui, et qui ont constamment mis les idées à la
place des faits, lut avec justesse dans le grand
livre de la nature. Plus rapproché de la réalité
des faits, il en saisit, en quelque sorte, le véritable sens.

Pour lui, les causes des maladies se rappor-
taient à un petit nombre de circonstances.
Le changement des saisons, les variations de
l'air, sa température froide, chaude ou humide, la nature des eaux, etc., étaient les
principales (1). Il pensait que l'action de ces

(1) HIPPOCRATE. *De aere, de locis et aquis.*

causes, viciant les élémens des fluides, altérait les fonctions du corps. Il était guidé en cela par une juste appréciation des phénomènes des maladies qu'il avait vus constitués, en général, dans ce qu'ils ont de tangible, par des changemens dans la nature des humeurs. Aussi avait-il admirablement observé que la guérison naturelle ou provoquée ne survenait jamais qu'à la suite d'excrétions abondantes de matières humorales, qui entraînaient avec elles les principes morbifiques. Il avait également vu que la mort, ou tout au moins le passage des maladies à l'état chronique, était la suite inévitable de ce défaut d'évacuation, en un mot, de la rétention dans l'économie de l'élément morbide. C'est principalement de ces grandes vues pathologiques que se rapproche la manière de voir de M. Morison. A plus de deux mille ans d'intervalle, ces deux grands observateurs se sont compris. Seulement, le dernier avait à lutter, pour arriver au point de départ du grand médecin grec, contre les préjugés scientifiques, les théories ardues et le prétendu savoir de la foule des médecins de son époque. M. Morison, comme Hippocrate, pense que les causes morbides, quelles qu'elles soient, gisent dans les liquides du corps humain; que c'est là qu'elles ont pénétré et qu'elles portent le trouble; que c'est là aussi qu'il faut aller les neutraliser. Comme Hippocrate, il pense que sur leur expulsion seule repose une guérison solide; mais sa méthode diffère de celle du vieux médecin grec, en ce sens qu'il n'attend point, pour provoquer cette expulsion, que la matière soit *cuite*, qu'en un mot la *coction* soit achevée; bien au contraire, il travaille sans relâche, et d'une manière continue, à entretenir un foyer de dérivation humorale sur le canal des intestins. Son but est de débarrasser incessamment les humeurs de leurs élémens nuisibles, et de prévenir ainsi les accidens qui peuvent survenir par suite d'un séjour trop prolongé de ces matières. Cette manière de voir, fruit de l'observation et de l'expérience, est confirmée par les cures les plus brillantes et les plus sûres. Mais n'anticipons pas sur les développemens de cette nouvelle méthode; elle repose d'ailleurs sur un moyen spécial dont le résultat tient à un mélange de substances végétales si sagement combi-

nées, que le médicament n'agit que sur la masse
générale des humeurs de l'économie, et préserve
l'intestin de toute action irritante locale. C'est
à celte propriété particulière au purgatif végétal de M. Morison qu'il faut attribuer la supériorité de sa méthode. Les autres purgatifs
jouissent tous de facultés excitantes qui, dans
une foule de cas, neutralisent leurs effets secondaires, les seuls véritablement utiles. Mais
revenons aux successeurs immédiats d'Hippocrate, et voyons ce que devint, dans leurs mains,
la médecine,

Section III. — Après Hippocrate, les médecins s'éloignèrent bien vite des excellens exemples que son génie leur avait tracés. Subtilisant
à l'infini sur les causes des maladies, recher-
chant de tous côtés des remèdes aux différens
symptômes, ils abandonnèrent les sentiers de
l'observation et de la vérité. Les découvertes
anatomiques d'Aristote, celles de l'école d'A-
lexandrie, sous les Ptolemée, jetèrent l'esprit
des médecins dans une foule de discussions
oiseuses sur la structure et l'action des parties.
Ils s'ingénièrent à trouver l'explication des
fonctions du corps humain, et à en déduire le

pourquoi et le comment des symptômes morbides. Substituant aux faits et à l'expérience le
raisonnement et l'induction, ils firent bientôt
de la médecine un roman dont des systèmes divers constituèrent tout le fond. Heureux le médecin rhéteur qui dissertait le mieux sur les causes
occultes des phénomènes naturels. Dans un de
ses écrits, Lucien fait un portrait vraiment satirique de ces savans jongleurs des siècles passés.

Il s'agit d'un médecin péripatéticien que
Mercure veut vendre : « Voilà, s'écrie-t-il, un
» homme qui pourra vous dire à l'instant quelle
» est la durée de la vie d'une mouche, à quelle
» profondeur les rayons du soleil pénètrent
» dans la mer, et quelle est la nature de l'ame
» d'une huître... Que penseriez-vous si vous
» l'entendiez dire quantité d'autres choses beau-
» coup plus difficiles à connaître, par exemple,
» sur la semence et la génération, sur la ma-
» nière dont l'enfant se forme dans le sein de
» la mère ; prétendre que l'homme est un ani-
» mal qui rit, et soutenir au contraire que
» l'âne ne peut ni rire, ni construire de bâti-
» ment, ni naviguer ? » Le portrait que fait
Lucien des médecins naturalistes n'est-il pas

applicable aux docteurs académiciens de nos jours ? Au dix-neuvième siècle, l'un coupe admirablement la partie postérieure de la cervelle d'un pigeon, et s'extasie de voir l'animal marcher comme l'écrevisse ; un autre enlève l'estomac à un chien, lui substitue une vessie de cochon, et se pâme d'aise en vous prouvant que l'infortuné carnivore vomit avec la vessie tout aussi bien qu'avec son propre estomac, etc. Je le demande, qu'ont de commun toutes ces farces expérimentales avec le noble métier de *guérisseur ?* Et cependant des sociétés dites scientifiques ouvrent leurs portes à tous les *vivisecteurs*, véritables joueurs de gobelets patentés et rémunérés ; et tandis qu'ils trônent paisiblement sur leurs siéges académiques, ils traitent de charlatan celui dont l'humble patience ou l'observation soutenue a trouvé quelque remède utile à l'humanité.

Ce ne fut qu'après Hippocrate, et par suite des circonstances que nous venons de rappeler, que les médecins se divisèrent en une foule de sectes, et sous les noms de *dogmatiques*, d'*empiriques*, d'*éclectiques*, etc., exploitèrent les malheureux malades. Les premiers expliquaient tous les phénomènes et les maladies en particulier, à l'aide de quelques principes peu nombreux dont ils croyaient pouvoir faire les fondemens d'une science. Les seconds, au contraire, s'en tenaient à l'observation pure et simple, et souvent même grossière des faits, rejetant toute explication, toute induction, tout rapprochement : le raisonnement était par eux entièrement banni de la médecine. Les éclectiques avaient la prétention de choisir dans toutes les théories médicales ce qu'elles pouvaient contenir de bon, et de rejeter ce qu'elles possédaient de mauvais. Ils se comparaient à l'abeille qui va puisant de fleur en fleur le nectar propre à la fabrication du miel. On voit que les éclectiques partaient de cette idée, qu'au fond de chaque système, quelle que fût du reste son absurdité, il restait une portion de vérité qui avait servi de passeport à la somme d'erreurs que chacun d'eux pouvait contenir. C'est cette portion de vérité que les médecins éclectiques avaient la prétention de dénicher, et dont ils croyaient enrichir leur bagage (1).

(1) Voici la liste des principaux médecins des différentes sectes dont il vient d'être question :

(20)

Qu'on juge quelle dut être, au milieu de toutes ces théories, de toutes ces vues opposées,
la thérapeutique, cette partie culminante de
l'art de guérir, puisqu'elle renferme le traitement même des maladies. Qu'on ne croie pas
cependant que les médecins du jour nous of-
frent quelque chose de plus consolant que
ceux d'autrefois; le nombre des sectes, la divergence et l'opposition des doctrines seraient peut-
être encore plus frappans et plus dignes de pitié, si l'indignation n'arrachait un autre senti-

Dogmatiques. Dioclès de Cariste, Praxagoras de Cos, Athé-
née, Arétée de Cappadoce *.

Empiriques. Sérapion et Philinus, fondateurs de cette école;
Archagatus, le premier médecin qui ait exercé à Rome; Ni-
candre, auteur d'un poème intitulé la *Theriaca*, et d'un autre
l'*Alexipharmaca*, qui contient ses connaissances sur les poisons,
et Theudas de Laodicée, l'un des derniers chefs de la secte des
empiriques.

Éclectiques. Agathinus de Sparte, disciple d'Athenée le dog-
matique, fut le fondateur de l'éclectisme en médecine; Archi-
gène d'Apamée, disciple d'Agathinus, continua à développer
ses principes, ainsi que Philippe de Césarée, Cassius, etc.

* Quelques-uns de ces médecins sont quelquefois désignés sous
le nom de *pneumatiques*, du mot grec πνευμα, souffle, que quelques
dogmatiques employèrent pour désigner une force surnaturelle
qu'ils admettaient comme cause des phénomènes de la vie, en santé
et en maladie, dans le corps humain.

ment lorsqu'il s'agit de la santé et de la vie des hommes. Mais avant de dérouler le tableau des misères médicales modernes, nous devons parler d'un homme que l'on est habitué à entendre citer, et qui marche presque de pair avec le grand Hippocrate. Mais l'importance de ce médecin, considéré comme fondateur d'un système en médecine qui a duré jusque dans nos siècles modernes, lui mérite un chapitre à part.

CHAPITRE II.

—

L'humorisme se retrouve au fond de tous les systèmes anciens. —Méthodisme. Asclépiade fondateurde cette secte.—Thémison et les principaux médecins méthodistes. — Le *strictum* et le *laxum*. — Thérapeutique des méthodistes.

Galien, détails sur sa vie. — Son système. — Les intempéries, causes des maladies. — Thérapeutique de Galien. — Considérations sur son système, dont le fond est l'humorisme.

La médecine après Galien. — Les Arabes; ils cultivent les sciences médicales et introduisent de nouveaux médicamens.

Section I. — Au milieu de la diversité des doctrines et de la confusion des systèmes, on retrouve néanmoins encore un fond commun sur lequel les médecins de l'antiquité se montrent d'accord. En effet, toujours ils considèrent les agens morbifiques comme portant principalement leur action sur les liquides de l'économie; les solides pour eux ne réclament qu'une attention secondaire. Expulser de la masse des fluides la cause morbifique, ou darer à leur viciation, est toujours le fond de la thérapeutique médicale de ces temps. Une doctrine seule paraît s'être éloignée de ces idées générales ; aussi peut-on la considérer comme la représentation, dans l'antiquité, des théories modernes du *solidisme*, dont elle est en quelque sorte la mère, je veux parler du *méthodisme*, secte médicale qui prit naissance à Rome, et eut pour fondateur Thémison, disciple d'Asclépiade de Bythinie. *Asclépiade*, malgré son nom, n'appartenait pas à la fameuse famille des *Asclépiades* qui avait donné le jour à Hippocrate. Il était natif de Pruse en Bythinie, et vint à Rome, alors la principale ville du monde civilisé, dans l'espoir d'y faire fortune. Il devint l'ami et le protégé de Cicéron et d'un grand nombre de personnages célèbres de la même époque. La médecine était alors à Rome le partage de charlatans superstitieux et ignorans; ils en avaient fait un art grossier et empirique, qu'ils appliquaient sans règle et sans raison. Asclépiade n'était pas médecin quand il s'établit dans cette ville ; il enseignait la rhétorique lorsque l'idée lui vint de s'adonner à la médecine. Il se mit à lire les ouvrages écrits sur cette science ; il

avait de l'éloquence, de l'esprit et surtout beaucoup de savoir-faire. Ménageant les goûts et les
préjugés des grands et même de la multitude,
il ne tarda pas à réussir dans l'exercice de sa
nouvelle profession. Ainsi il flattait les malades
par l'emploi des moyens thérapeutiques les
plus doux, par l'espoir d'une guérison prompte
et certaine. On lui doit le fameux précepte médical si connu et qu'on a voulu appliquer à tous
les genres de traitemens : *citò*, *tutò et jucundè* (1). Il insistait particulièrement sur le régime, qu'il faisait consister surtout dans l'abs-
tinence des viandes, sur les bains, sur les différens exercices, particulièrement l'équitation.
A l'époque d'Asclépiade, le système philosophique d'Épicure était très en vogue ; il pla-
sait beaucoup aux Romains. Notre médecin
construisit alors un système médical en rapport avec la philosophie générale du jour. Prenant les atomes d'Épicure comme base de sa
théorie, il supposa le corps humain composé
d'atomes ou molécules réunis, et laissant entre
eux, à cause de leurs différentes configura-

____

(1) *Citò*, promptement, *tutò*, sûrement, et *jucundè*, agréable-
ment.

tions, des interstices ou pores, par où se mou-
vaient continuellement d'autres particules matérielles destinées à entretenir et réparer la
machine animale. La santé dépendait du rapport des interstices et des corps qui les parcou-
raient ; la maladie d'un état contraire. Le rapport pouvait, suivant Asclépiade, être dérangé
par un vice des corps mobiles ou par celui des
pores. Aux changemens survenus dans les premiers, il attribuait les fièvres ardentes, les
phrénésies, la léthargie, la pleurésie, les douleurs de toutes espèces. Quant aux défaillan-
ces, aux langueurs, à l'exténuation, elles tenaient à une mauvaise disposition des pores.
Lorsque les filières étaient trop relâchées, elles
produisaient l'hydropisie, etc., etc. Du reste,
il proscrivait tous les agens actifs, la saignée,
les vomitifs et même les purgatifs. Le disciple
d'Asclépiade, Thémison, et après lui les méthodistes, continuèrent les idées du maître ;
seulement, au lieu de voir la cause des maladies, tantôt dans un vice des molécules mobiles devenues trop grossières, tantôt dans la
constriction des pores, ils ne l'attribuèrent
plus qu'à cette dernière modification organique,

la constriction des filières, qui fermait le passage aux matériaux de la circulation. Les méthodistes étaient ainsi devenus solidistes purs. Les principaux médecins dont cette secte se glorifie sont Thessalus de Tralles, qui vivait à Rome, sous Néron ; Soranus, d'Éphèse, dont les écrits sont perdus : il florissait sous les empereurs Trajan et Adrien ; Cœlius Aurélianus, célèbre médecin, natif de Sicca, en Numidie : on ignore l'époque où il a vécu ; il a laissé un ouvrage de médecine qui n'est pas sans mérite et dans lequel on trouve la doctrine des méthodistes. Ce sont ces différens médecins qui furent les fondateurs ou les soutiens du méthodisme. Ils admirent que toute maladie venait d'un état de relâchement ou de constriction des pores organiques, de là le *strictum* et le *laxum*, considérés comme cause unique et première de toute affection pathologique. On voit combien pour eux la médecine se trouvait simplifiée. La maladie dépendait-elle d'un état de constriction ou du *strictum*, il ne s'agissait que d'employer des médicamens relâchans. Les agens fortifians étaient mis en usage dans les cas contraires, c'est-à-dire quand la maladie était l'effet du relâchement des pores ou du *laxum*. Ne pouvant déterminer si l'action des purgatifs était relâchante ou resserrante, les méthodistes avaient coupé le nœud de la question en prescrivant ces médicamens. Du reste, les maladies du *strictum* étaient l'esquinancie, l'apoplexie, les convulsions, l'hydrophobie, la phrénésie, la catalepsie, etc., enfin toutes les maladies sans évacuation. Celles qui dépendaient du *laxum* étaient les différens flux, la diarrhée, le choléra-morbus, les différentes hémorrhagies, etc. Enfin les méthodistes admettaient encore une troisième classe de maladies, celles qui dépendaient d'un état mixte, du *mixtum*, espèce de juste-milieu qui tenait du *laxum* et du *strictum*, et qui renfermait la peripneumonie, la pleurésie, etc., puisqu'elles s'accompagnent d'expectoration. Leur thérapeutique était aussi simple que leur pathologie; tous les remèdes étaient *relâchans* ou *resserrans*. Dans le premier ordre, ils plaçaient les saignées, les ventouses sèches ou scarifiées, les fomentations avec l'eau tiède et l'huile chaude, les cataplasmes avec les substances grasses. Dans le second, le froid, sous toutes les formes, air

froid, boissons froides, etc. ; les décoctions as-
tringentes avec le plantain, la joubarbe, les
roses, etc.; ils y faisaient rentrer une alimentation tonique (1). Nous nous sommes un peu
étendu sur le méthodisme, parce que nous
verrons cette doctrine faire le fond des théories dichotomiques de Brown en Angleterre et
de Broussais en France, théories dont le règne
n'est point encore passé.

SECTION II. — GALIEN. Telles furent les différentes sectes qui se partagèrent la médecine

(1) Dans les maladies longues ou rebelles, les méthodistes
employaient, en désespoir de cause, un traitement qu'ils appelaient la *métasyncrise,* règle *cyclique* ou circulaire. Cette méthode était, en quelque sorte, le coup de grace du malade,
qui, s'il ne pouvait guérir, n'avait plus rien à attendre du méthodisme ; car la *métasyncrise* en était les colonnes d'Hercule.
Cette partie du traitement des médecins méthodistes qui avaient,
en l'employant, la prétention de *régénérer* complètement le
corps des malades dont ils faisaient, disaient-ils, la *recorpora_*
tion, se composait de *cycles* ou *cercles,* dits *résomptifs,* chacun
de trois à quatre jours de durée, et chaque cycle amenait des
moyens plus actifs que ceux des précédens, en raison de la résistance des maladies que l'on voulait combattre. Du reste,
cette méthode thérapeutique était principalement appliquée
dans les cas de maladie chronique.

avant l'époque où parut Claude Galien. Cet homme extraordinaire, qui eut sur son siècle et sur les siècles suivans jusqu'au dix-septième inclusivement, une si grande influence, naquit à Pergame, ville de l'Asie-Mineure, l'an 128 de Jésus-Christ, sous le règne de l'empereur Adrien. Son père, architecte distingué, fort versé dans les sciences mathématiques et philosophiques, fut son premier maître. Il lui enseigna particulièrement la dialectique où il se rendit supérieur à tous les médecins qui se trouvèrent plus tard à Rome en même temps que lui. Quoi qu'il en soit, Galien s'appliqua à la médecine dès l'âge de dix-sept ans, et suivit successivement les leçons des médecins et des anatomistes les plus célèbres de son temps. Il alla même étudier à Alexandrie, alors la capitale des sciences. Il voyagea ensuite pour étudier les médicamens sur leur sol natal et pour en faire provision, et revint dans sa patrie où il exerça son art, et fut chargé de donner des soins aux gladiateurs.

Une circonstance particulière lui fit quitter, à l'âge de trente-trois ans, sa patrie; il vint à Rome, où il pratiqua avec honneur la médecine. Ses cures le mirent en rapport avec des grands, des personnages consulaires et même les empereurs. Il vécut dans la capitale du monde sous l'empire de Marc-Aurèle, d'Antonin le philosophe, de Commode, de Pertinax et de Septime-Sévère. Il mourut à l'âge de soixante-dix ans. Galien est l'écrivain le plus fécond de la médecine, le nombre de ses ouvrages est immense. Doué d'une érudition sans bornes, d'une mémoire heureuse, d'une éloquence peu commune, il composa, avec les débris des théories qui l'avaient précédé, un système complet de médecine, dont l'ensemble est séduisant par l'unité qui y règne d'un bout à l'autre. Aussi les théories de Galien régnèrent-elles despotiquement jusqu'à l'époque où elles furent ébranlées par les attaques de Paracelse et de Van-Helmont. Tel fut même le respect des médecins pour les écrits et le génie de Galien, dans tout le moyen-âge, que lors des recherches anatomiques, à l'époque du renouvellement des études aux quinzième et seizième siècles, c'est à peine si l'on osait en croire la nature, lorsqu'elle se montrait en désaccord avec les écrits du médecin de Pergame. Un anatomiste (1) trouvant, dans ses dissections, que des organes du corps humain différaient dans quelques-unes de leurs parties des descriptions données par Galien, regarda ces différences comme des aberrations de l'état naturel, et les attribua à la dégénérescence de la race humaine. Voici une exposition du fameux système galénique :

Section iii. — Système de Galien. Le raisonnement et l'expérience admis chacun isolément comme source des connaissances médicales par les dogmatiques et les empiriques, sont reconnus par Galien également indispensables. L'*élément* est la partie constitutive des corps ; mais comme sa petitesse le dérobe à l'investigation des sens, l'observateur est forcé de s'arrêter aux élémens secondaires qui sont, le *feu,* l'*eau,* l'*air*, et la *terre*. Chaque élément est doué de qualités particulières : le feu est chaud, l'air froid, l'eau humide, la terre sèche ; ces qualités étant la condition nécessaire par laquelle les élémens sont connus, elles sont des *qualités premières*. Ces qualités ne sont jamais *pures*

_____
(1) Sylvius.

dans le corps, car il est toujours composé de plusieurs élémens. Ce mélange des élémens dans la composition des corps et, par suite, la combinaison des qualités, constituent le tempérament propre de chaque être ; ils font également que chaque particule du corps de l'animal et, par suite, chacun de ses organes, sont distincts de tout autre, et ont une action qui leur est propre. Ainsi telle particule est plus chaude, telle autre plus froide, telle autre plus humide, telle autre plus sèche, etc. ; de là les qualités *composées* du chaud sec, du chaud humiqe, du froid sec, etc. ; enfin autant de *compositions* diverses, et par suite autant de tempéramens des corps qu'il y a de combinaisons possibles des quatre qualités premières. Ce sont ces élémens divers qui constituent l'organisation ou les parties; mais indépendamment de ces élémens et des parties qu'ils constituent, ils forment encore les quatre humeurs fondamentales, le *sang,* la *pituite,* la *bile jaune* et la *bile noire,* appelée aussi *atrabile,* qui possèdent également chacune les qualités primitives; le sang est chaud et humide; la pituite froide et humide; la bile jaune est chaude et sèche;

(33)

l'atrabile froide et sèche. Galien douait en outre chaque partie instrumentale, ou appareil chargé d'une préparation quelconque, de quatre facultés naturelles, *attractive*, *retentrice*, *altérante*, et *expultrice*. Il admettait encore les *esprits* comme principe moteur des corps ; il en faisait puiser les matériaux dans l'air : mais c'était dans le foie, organe fabricateur du sang, que se volatilisait la vapeur subtile qui constituait les *esprits naturels*. Ceux-ci, transportés dans le cœur, se mêlaient à l'air introduit par la respiration, et formaient les *esprits vitaux* qui, une fois parvenus dans le cerveau, devenaient *esprits animaux*.

Quant aux maladies et à leur explication, Galien admettait qu'elles dépendaient des *intempéries* occasionées par un excès ou un défaut de chaud, de froid, de sec ou d'humide. Il admettait également que la maladie était avec matière, lorsqu'elle s'accompagnait de congestions de l'une des quatre humeurs sur les organes. L'intempérie pouvait être simple ou composée, égale ou inégale, etc., suivant qu'elle résultait de la prédominence d'une seule ou de deux qualités, qu'elle régnait également ou non dans toute l'économie animale, etc. Du reste, les causes morbides avaient le plus souvent leur point de départ dans des intempéries des fluides qui péchaient par défaut ou par excès ou encore par *cacochime*. Lorsque c'était l'excès de la qualité propre à une humeur qui constituait la maladie, il y avait alors *acrimonie*. Ceci étant donné, on comprend comment la santé dépendant de l'harmonie et du rapport des qualités des élémens et des humeurs ; la maladie, de ce que ces qualités ne sont pas toujours tempérées, il ne s'agit plus, pour conserver la première et l'entretenir, que de faire usage d'alimens qui n'introduisent l'économie dans rien qui puisse faire prédominer ou le chaud, ou le froid, ou le sec, ou l'humide ; et comme la santé comporte jusqu'à un certain point l'intempérie des qualités fondamentales, si cette intempérie est chaude, elle réclame les alimens rafraîchissans ; si elle est froide, les échauffans , etc. ; que par la même règle, les maladies dépendant de la prédominence d'une qualité, cette qualité est neutralisée par les agens thérapeutiques jouissant de propriétés opposées, en un mot par la méthode des contraires, *contraria contrariis*. On voit donc que Galien avait non seulement doué le corps humain et ses parties de qualités chaudes, sèches, humides, etc., mais aussi tous les autres corps de la nature, qu'ils fussent organiques ou inorganiques. Et comme il fallait que les degrés de la puissance d'un médicament fussent en rapport avec les maladies, les remèdes furent classés d'après leurs propriétés. Sans cela une intempérie étant guérie par son contraire, il aurait pu arriver, si l'on n'avait pas tenu compte du degré de l'une et de l'autre, qu'une intempérie faible fût transformée en une intempérie opposée, si l'on eût fait usage, pour la combattre, d'un médicament dans lequel la qualité contraire eût été proportionnellement trop puissante. Aussi les remèdes étaient-ils divisés en quatre classes selon le degré d'énergie; ainsi le poivre passait-il pour être chaud au quatrième degré, la cannelle au troisième, etc. L'art de composer les médicamens était fondé sur cette théorie. S'il y avait excès de quelque qualité dans une substance médicamenteuse, on la tempérait par l'addition d'une autre; si elle manquait, on y suppléait par une seconde. Aujourd'hui , on voit figurer dans les formules des médecins des termes qui n'ont pas d'autre origine que cette théorie galénique. Dans la préparation des potions on fait encore entrer des médica-mens dits *adjuvans*, c'est à dire qui ajoutent aux propriétés du médicament principal. Ga-lien faisait des *purgatifs* une classe à part; ils avaient la propriété d'évacuer chacun une hu-meur particulière.

Tel est dans son ensemble le fameux sys-tème médical qui a régné si longtemps en Europe, et a imposé aux médecins une théo-rie et une pratique communes. On y voit que son célèbre auteur, fidèle en cela au fond général des doctrines antiques, fait jouer aux humeurs du corps un rôle important et même on peut dire capital, dans la physiologie comme dans la pathologie de l'homme. C'est même une chose remarquable que cet accord de tous les chefs des sectes médicales de ces époques antérieures sur l'influence pathologique des fluides du corps. Les premiers observateurs étaient plus rapprochés en quelque sorte des faits que leurs successeurs, dont l'esprit était incessamment ramené aux spéculations vaines et subtiles, par le besoin de donner la vie aux découvertes qu'ils croyaient faire dans le domaine des secrets de la nature. Hippocrate, dégagé de tout lien théorique, vit les humeurs altérées dans la plupart des maladies. C'est dans les liquides qu'il soupçonnait la présence des causes morbifiques. Nous voyons Galien, tout en voulant systématiser les faits médicaux connus de son époque, rester fidèle au point de vue du père de la médecine. En cela, il se rapproche des dogmatiques, des empiriques, des éclectiques et même en partie des premiers méthodistes. Ce fond humoral de toutes les doctrines médicales de l'antiquité, ce fond vrai au milieu de la confusion qui règne, au milieu de leur divergence, résistera, ainsi que nous le verrons, aux attaques des premiers médecins modernes, qui vont chercher à substituer au galénisme de nouvelles vues fondées les unes sur l'influence de circonstances surnaturelles et astrologiques, et les autres sur les découvertes des sciences chimiques, physiques et mathématiques. Mais avant de parler de ces nouveaux inventeurs, nous allons dire quelque

(38)

chose de l'école des Arabes qui seuls, dans le
monde entier, s'occupèrent à cultiver la médecine, alors que tous les arts étaient, chez les
chrétiens, l'objet de l'abandon et du mépris.

Section IV. — *La médecine chez les Arabes.*

La médecine après Galien ne présente aucune école, aucun système qui mérite d'être
rappelé. Les médecins grecs de Constantinople, serviles imitateurs du maître, se bornèrent
au rôle de compilateurs, et aucune découverte
nouvelle ne vint donner de retentissement à
leurs écrits. L'empire romain s'éteignit sous
les coups répétés des Barbares et des sectaires
de Mahomet; les lettres, les sciences, les arts,
succombèrent avec l'empire des Césars, sous le
double joug de la conquête et de la supersti-
tion. Les Arabes seuls, après avoir conquis
une partie du monde connu, las des ruines qui
les enveloppaient de toutes parts, se livrèrent
à la culture des sciences. On sait quels encouragemens les souverains de la race des Abas-
sides prodiguèrent à ceux qui s'adonnaient
aux lettres. Les conquérans de l'Espagne surtout favorisèrent autant qu'il dépendit d'eux
la renaissance des connaissances humaines.

La médecine fut de nouveau cultivée avec ardeur. Des médecins arabes ont laissé même
après eux une renommée qui dure encore.
Avicenne, Avenzoar, Averrohes, Albucasis, méritent principalement d'être cités. Cependant
ils se bornèrent en général à copier et traduire
les livres de Galien. Rarement ils se permirent
des changemens aux méthodes du maître. Mais
on leur doit néanmoins l'histoire de maladies
non encore décrites par les médecins grecs et
romains. Ainsi, ce sont eux qui ont donné les
premiers renseignemens sur la petite-vérole.
Ils ont aussi enrichi la médecine de plusieurs
médicamens nouveaux, surtout de quelques
purgatifs végétaux alors inconnus : la casse, le
tamarin, la manne, le séné, remèdes beaucoup
plus doux que ceux employés chez les Grecs.
On leur doit aussi probablement des médicamens moins utiles, tirés de la chimie qu'ils
cultivaient avec ardeur. Du reste, les travaux
des Arabes, indépendamment de la valeur qu'ils
peuvent avoir par eux-mêmes, excitèrent l'é-
mulation des chrétiens, dont quelques-uns,
bravant les préjugés, furent, dans les universi-
tés de Salamanque et de Cordoue, s'initier aux

connaissances et aux arts qui y étaient ensei‑
gnés.

Les rapports des chrétiens avec les Arabes, la chute de l'empire de Constantinople, et par suite la dispersion des savans et des littérateurs grecs dans toute l'Europe, réveillèrent enfin l'Occident du long sommeil d'ignorance dans lequel il languissait depuis si long-temps. De toutes parts on se mit à collecter les écrits des anciens, à les traduire. Les œuvres médicales d'Hippocrate, d'Arctel, les livres d'Aristote, furent traduits en langue vulgaire, c'est-à-dire en latin, langue alors commune à tous les sa‑vans. Ces traductions répandirent le goût de l'étude et de l'observation. Elles enhardirent les médecins et les amenèrent à douter de l'infaillibilité du système de Galien, et l'invasion de la *cabale* dans la médecine modifia puissamment quelques unes de ses parties.

CHAPITRE III.

—

État des sciences en Occident, renaissance des lettres. — La cabale. — Elle s'introduit parmi les médecins. — L'astrologie. — Le diable cause des maladies.

Paracelse ; il trouve la médecine dans l'apocalypse. — Influence des astres. — Le microcosme et le macrocosme. — Élémens sydériques des choses. — L'archée, les cinq causes des maladies. — Rapports sydériques des médicamens. — Doctrine des signatures.

SECTION Ire. — La *cabale,* nouveau système théosophique, fut introduite parmi les médecins par l'apparition d'un ouvrage de Jérôme Fracastor, dans le courant du seizième siècle, sur la *sympathie* et l'*antipathie*. Fracastor expliquait ces deux phénomènes par le passage des atomes indivisibles d'un corps dans un autre. (On voit que MM. les magnétiseurs n'ont pas le mérite de l'invention.) Sur le modèle de ces sympathies, on en établit d'autres entre les constellations et le monde terrestre. Bientôt on fit des atomes des substances spirituelles, des démons des émanations de la divinité ; et les phénomènes de la nature et des maladies en particulier retrouvèrent leur explication dans l'intervention de la divinité. Les esprits étaient retournés au point de départ des premiers philosophes de l'ancienne Grèce. Une foule prodigieuse de médecins et de philosophes sorciers voyagèrent en Europe, et surtout en Allemagne, où l'esprit mystique des peuples était plus disposé à l'enthousiasme. L'influence des astres sur l'économie animale fut également admise, et le rapport de chaque constellation avec tel ou tel point de l'organisme fut trouvé : en un mot l'*astrologie*, et les *signatures*, firent partie de la médecine. Chaque planète exerça des influences sur une plante déterminée, et lui communiqua des vertus extraordinaires ; chaque plante à son tour fut assimilée à certains organes d'après des ressemblances imaginaires. Ainsi l'herbe appelée *pulmonaire*, dont les feuilles sont tachetées, fut regardée comme le remède le plus efficace dans les affections du poumon. Les métaux étaient également soumis aux astres ; chacun d'eux représentait une planète et jouissait de ses influences sur les parties animales ; il eût en effet manqué quelque chose à la médecine, si l'alchimie fût entrée dans son domaine. Mais ce n'était point encore assez de ce dévergondage d'idées, qu'au premier abord on croirait appartenir plutôt à l'imagination fiévreuse des malades qu'à la raison doctorale de ceux qui se chargeaient de les guérir. On vit encore Dieu et le diable se partager l'empire de la pathologie. Le démon, par sa malignité, s'emparait du corps d'un malheureux, et l'on observa même qu'il préférait surtout les humeurs âcres des mélancoliques. Les exorcismes seuls, à l'aide desquels on faisait intervenir la puissance de Dieu, avaient la propriété de chasser le malin et de guérir la maladie. Quelquefois certains mots magiques, empruntés à la langue des Hébreux, et quelques cérémonies plus ou moins extravagantes, atteignaient le même but et triomphaient du mauvais esprit. L'hébreu était la langue employée, parce que les démons, quand ils parlent, s'expriment toujours en hébreu. Telles étaient les idées astrologiques et théosophiques qui commençaient à saper le système galénique, quand parut un réformateur fougueux, Paracelse.

Section II. — La cabale , l'astrologie , la magie, toutes les sciences occultes en un mot, faisaient partie de la médecine, quand une espèce de sorcier ou d'astrologue ambulant dont la jeunesse se passa à prédire l'avenir d'après l'inspection des astres et les lignes de la main, se mit lui aussi à inventer ou plutôt à systématiser la série des idées médicales de son siècle. Je veux parler de Philippe Bombast de Hohenheim , qui se plaisait à se donner les titres d'Auréole-Théophraste *Paracelse* , et qui est particulièrement connu sous ce dernier nom. Sans nous arrêter à voir quelle put être sa vie, nous dirons de suite que , parvenu à se faire nommer professeur en 1526 à l'université de Bâle , pour y remplir la chaire de physique , il y suivit les nouvelles méthodes dans l'exposition de la théorie et de la pratique de l'art. Le grand nombre de cures heureuses qu'il invoquait à l'appui de ses procédés, l'emphase avec laquelle il parlait de ses arcanes propres à prolonger la vie et à guérir indistinctement toutes les maladies , et surtout l'usage qu'il introduisit de faire des cours en langue vulgaire, attirèrent à Bâle , dit un historien , une foule

de gens crédules, oisifs et enthousiastes. Paracelse commença par brûler publiquement dans
la salle des leçons les ouvrages de l'arabe Avicenne et de Galien, assurant à ses disciple
que les cordons de ses souliers en savaient autant que ces deux médecins. *Toutes les univer-
sités réunies n'ont pas autant de savoir que sa
barbe, et les poils de son chignon sont plus instruits que tous les écrivains réunis* (1). Il paraît
que Paracelse ne montait jamais en chaire sans
être à moitié ivre ; il allait même visiter les malades ainsi gorgé de vin et de liqueurs spiri-
tueuses. Ce novateur prétendait tenir sa science
immédiatement de Dieu. Il s'unissait à la divinité par la force de la contemplation ; il n'a-
vait besoin d'aucun culte, aussi les méprisait-
il tous.

Selon Paracelse, la médecine magique est
dans l'apocalypse, dans la cabale. Il admettait
la vie dans toute la nature. Le monde était ha-
bité par une foule de substances spirituelles.
Il explique les fonctions du corps par l'harmonie des organes avec les intelligences célestes

(1) Trad. de l'Hist. de la méd. de K. Sprenger.

ou les constellations. L'ensemble des astres est
le grand monde ou *macrocosme*, et tous les
viscères, considérés par lui comme représentant des planètes et des constellations, constituent l'homme ou le petit monde, le *microcosme*.
C'est là ce qu'il faut savoir pour être médecin :
Quid scientiâ aliud quam astrum ! s'écrie-t-il. Il
y a rapport, connexion intime entre le Soleil
et le cœur, la Lune et le cerveau, Jupiter et
le foie, Saturne et la rate, Mercure et les
poumons, Mars et la bile, Vénus et les reins.
Le Soleil agit encore sur l'ombilic et la partie
moyenne du bas-ventre, la Lune sur l'épine
du dos, Mercure sur les viscères, Vénus sur
les organes de la génération, Jupiter sur la
tête, etc.

Les plantes, les animaux forment aussi un
microcosme fondé sur leurs rapports avec les
planètes, et voici comment : Il y a trois élémens des choses, l'*astre*, la *racine*, l'*élément*,
et on peut encore ajouter le *sperme* : tous les
élémens étaient confondus dans le chaos ou
grand mystère. L'astre est la force active qui les
en tira. Selon lui, les astres sont des êtres rai-
sonnables ; ils ont même des passions, car ils

se livrent comme les autres créatures à la so-
domie et à l'adultère. Chacun d'eux tira du
chaos l'herbe ou le métal avec lequel il avait
de l'affinité, et donna à leur racine une forme
sydérique. La semence est de deux espèces :
1° la semence *iliastrique*, qui provient originai-
rement du grand mystère ou du chaos, et qui
est invisible : elle est produite par l'astre qui
lui imprime en même temps le caractère sidé-
rique ; 2° la semence *cagastrique*, qui est sé-
crétée par l'individu. Elle est visible et enve-
loppe la précédente. La génération s'opère en
particulier par le concours des semences infi-
nies qui se détachent de toutes les parties du
corps : c'est ainsi que la semence du nez produit un nez, que celle des yeux engendre les
yeux, etc. Paracelse ébranla fortement l'ancienne doctrine des quatre élémens en utili-
sant par sa théorie les découvertes des alchimistes qui trouvaient dans le *sel*, le *soufre* et le
mercure les véritables principes des choses. Suivant lui, tous les corps sont composés de trois
principes : un sel sydérique, un soufre sydérique et un mercure sydérique. Seulement il
spiritualisa ces trois élémens pour les mettre

en rapport avec ses idées cabalistiques. Ainsi sydérisés, ces élémens devinrent immatériels et ne purent être aperçus que par les sens exquis du théosophe, élevé par l'abnégation de toute sensualité grossière jusqu'au niveau des démons purs et spirituels. Qu'on ne s'étonne pas trop de voir des substances immatérielles devenir dans les mains de Paracelse la source des corps matériels. Un philosophe célèbre, Leibnitz, a fait plus tard des monades les élémens primitifs de ce qui existe. Il y a toujours, d'après Paracelse, dans l'estomac de l'homme un *esprit de vie,* un corps sydérique qu'il nomme *archée.* L'archée est le démon de l'homme dont elle est la figure immatérielle. C'est elle qui sépare le poison des principes nutritifs, qui fournit des matériaux au sang. C'est avec l'archée que le médecin doit s'entendre pour guérir ; car elle a quelquefois besoin de secours pour ressaisir l'influence que la maladie lui a fait perdre. Il y a cinq causes de maladies : la première est l'*ens astrorum,* l'entité des astres ; car ceux-ci infectent l'air. Certaines constellations sulfurisent l'atmosphère, d'autres arsénifient le sang, etc., etc. La seconde cause de maladie est l'*ens veneni*, qui provient des alimens, quand l'archée n'a pas assez de puissance pour séparer le poison de la matière nutritive. Alors survient la putréfaction. La troisième cause morbifique est l'*ens naturale*, qui comprend les causes naturelles des médecins. La quatrième espèce est l'*ens spirituale*, et la cinquième l'*ens deale*, ou l'entité chrétienne, qui comprend tous les effets de la prédestination divine. Comparant les maladies avec les phénomènes généraux de la nature, le *microcosme* avec le *macrocosme*, Paracelse considère l'épilepsie comme le tremblement de terre du petit monde. Si la manie s'exaspère pendant la pleine lune, c'est parce que le cerveau est la lune du microcosme. Les maladies de la femme diffèrent de celles de l'homme; car la matrice est le microcosme du microcosme. Le système de Paracelse s'éloigne complétement de celui de Galien pour l'explication de chaque maladie en particulier ; car alors il fait usage des principes chimiques. La plupart des symptômes morbides dérivent de l'effervescence des sels, de la combustion du soufre, de la coagulation du mercure. Il invente aussi une espèce de *tartre*,

qui devient le principe de toutes les maladies
qui proviennent de l'épaississement des humeurs , de la rigidité des solides et de l'accumulation de la matière terreuse. Ce tartre est
peut-être tout ce qu'il y a de bon dans les ex-
travagances *paracelsiques*. On sait en effet qu'un
dépôt terreux se forme dans une foule de maladies, dans la goutte entre autres. Le traitement
des maladies repose, comme tout le reste, sur
les idées cabalistiques. Tout est rapport dans
le ciel et sur la terre. Pour guérir , il faut savoir quelle est la constellation d'où dépend la
maladie , pour ne placer le remède qu'en temps
favorable. Il faut aussi avoir égard aux mêmes
rapports dans le choix du médicament. Veut-
on employer une substance minérale; on a recours à l'or, si le cœur est affecté ; au cristal
et à la liqueur de la lune , si c'est le cerveau.
Si on préfère choisir des médicamens végétaux,
on devra prendre ceux qui sont sous l'influence
de la planète qui a produit la maladie et qui
correspondent à l'organe affecté. On s'assure
de cette correspondance par l'inspection des
plantes ; car Dieu a pris soin d'imprimer sur
leurs feuilles, qui sont leurs mains, et sur leurs

fleurs, qui représentent leur physionomie, l'empreinte de l'organe qu'ils ont le pouvoir de guérir. Si cela ne suffit pas , on examine leurs racines , on fait leur anatomie : c'est la fameuse doctrine des *signatures*. On voit par-là comment la pulmonaire , par ses taches, comparées à celles du poumon , convient à cet organe ; comment la chélidoine , par son suc jaune, est propre aux maladies bilieuses ; l'euphraise , par l'image de la pupille empreinte sur sa fleur, aux affections des yeux ; les orchis , à cause de la forme des racines, aux affections des testicules , etc. , etc. Douter de tout cela , c'est insulter la Divinité , l'accuser de mensonge.

Du reste, la puissance des médicamens dépendait de l'influence des astres ; aussi Paracelse recommande-t-il l'observation des constellations favorables : elle est une condition indispensable dans l'emploi des médicamens. « Les remèdes , dit-il , sont soumis à la volonté des astres et dirigés par eux. Tu dois donc attendre que le ciel soit favorable , avant d'ordonner un médicament. »

Les médicamens n'agissent point par des

propriétés naturelles , mais par des vertus
occultes. Il y en a qui renferment la matière
première et qui peuvent réparer les pertes
continuelles du corps. De là, la possibilité de
trouver des arcanes qui prolongent la vie indé-
finiment. On pense que Paracelse doit possé-
der de pareils arcanes. Il y en a jusqu'à quatre
qui jouissent de cette admirable propriété. Il
leur donne des noms mystiques : le *mercure de
vie*, la *pierre philosophale*, etc. Du reste, l'idée
de trouver l'essence des médicamens, idée venue
des travaux des alchimistes , n'a pas peu con-
tribué aux résultats fournis depuis par les
analyses. Paracelse emploie également l'aimant
dans toutes les maladies qui proviennent de
Mars. Il croyait aussi à l'influence des talismans,
sur lesquels étaient gravés , soit des signes astrologiques, représentant Jupiter, le Soleil, etc.,
soit des tables de chiffres donnant toujours un
certain nombre mystique dans quelque sens
qu'on le comptât.

On voit que le système de Paracelse , dont
nous n'avons pu qu'indiquer les principaux
points , est un amalgame de toutes les ex-
travagances théosophiques , astrologiques au-

ciennes. Il renferme également les utopies des alchimistes, et prouve jusqu'à quel point peut aller la manie médicale de vouloir tout expliquer. Ce système, qu'on serait disposé à considérer comme l'œuvre d'un fou, eut cependant une immense influence. Il sapa les bases des doctrines antiques, et surtout du galénisme, jeta les fondemens de l'intervention des découvertes chimiques dans l'explication des phénomènes de la santé et de la maladie, et trouva, grâce au mysticisme qu'il renfermait et aux idées superstitieuses qu'il flattait, des esprits disposés à l'adopter et à le propager avec enthousiasme.

CHAPITRE IV.

Introduction de la mécanique et des mathématiques en médecine. — Ecole iatro-mécanique ; Borelli, Bœrhavae. — L'ame,
cause première et unique des phénomènes vitaux ; animisme
de Stahl. — Calembourg pathologique des stahliens. — Vitalisme de Fréd. Hoffmann. — Le spasme et l'atonie. — Origine de la doctrine de l'excitement.

Section Iʳᵉ. — *Ce que devint le système de
Paracelse.* Après la mort de Paracelse, ses
idées, tout en se répandant, furent nécessairement modifiées. Les uns tâchèrent de les ac-
corder avec les théories galéniques ; d'autres,
rejetant le fond même du système, n'en con-
servèrent que la partie chimique. C'est à cette
époque, en effet, et sous l'influénce des théories et des vues paracelsiques que les médicamens tirés du règne minéral furent introduits
dans la thérapeutique. En vain de furieux partisans du passé, en vain des arrêts prohibitifs
du parlement de Paris tentèrent d'arrêter l'invasion des découvertes alchimiques ; l'anti-

moine , l'émétique , les préparations mercu-
rielles, etc. , sortirent vainqueurs de la lutte et
firent désormais partie du domaine de la médecine. Une nouvelle doctrine, celle de Van-
Helmont, tout en modifiant les vues astrologiques, magiques du système de Paracelse ,
contribua également à propager les nouveaux
médicamens.

Van Helmont, adoptant l'idée déjà donnée
par Paracelse d'une puissance immatérielle
qui réside dans l'estomac , en étendit encore le pouvoir, et en fit, sous le même nom
d'*archée,* le principe général des phénomènes que présente l'organisation. Cette archée
avait principalement pour siége l'estomac et la
rate, et ces deux organes formaient un *duum-*
virat qui, sous sa direction , opérait les principales fonctions du corps. On ne peut parvenir,
suivant Van-Helmont , à la connaissance de
l'homme sain ou malade que par les bontés de
la Divinité ; aussi se proposa-t-il d'imiter, autant que possible, la conduite de Jésus-Christ.
A l'aide de la contemplation , il parvint à connaître non seulement la vérité, qu'il résuma
dans son système, mais encore son ame, qui lui

apparut sous la figure d'un cristal resplendis-
sant. Ce qui l'étonna principalement ce fut de
la voir privée de sexe (1). Puisque l'archée est
la force intelligente qui préside aux phénomènes de l'organisation, les maladies ne rési-
dent donc que dans un état de souffrance,
dans la colère, la frayeur et les autres affections de cette puissance supérieure. Le froid
de la fièvre résulte de la frayeur et de l'ébran-
lement de l'archée, et la chaleur dépend de
ses mouvemens désordonnés. Il place le siége
de toutes les fièvres dans le *duumvirat*. Nous
verrons M. Broussais reproduire de nos jours
cette même idée, en les considérant toutes
comme une irritation de l'estomac. Quoi qu'il
en soit, l'archée malade et irritée est calmée
par les médicamens qui la flattent. Elle préfère
principalement les mercuriaux, les antimo-
niaux, l'opium, le vin, etc. Van-Helmont
paraît croire à un remède universel, qu'il dé-
signe sous le nom de *liquor alkahest, eus pri-
mum salium, primus metallus*. Du reste, l'archée
agit à l'aide de deux élémens, ou causes. L'un

(1) *Vidi animam meam.*

est la matière première sur laquelle elle opère :
cette matière est l'eau ; elle constitue la cause
ex qua. L'autre élément est la cause par laquelle
elle produit, c'est le *ferment* ou la cause *per
quam*. De sorte que tout, dans la nature, est le
résultat des deux principes ou élémens. Il re-
jette tout ce que Paracelse a établi sur les rapports du microcosme avec le macrocosme, les
influences astrales des plantes et des minéraux, etc., et donne même quelques explications sur la cause secondaire de certaines maladies qui sont l'idée mère de celles des médecins de nos jours C'est ainsi que l'archée
envoyant son ferment sur les parties, celui-ci
détermine une irritation analogue à celle que
forme une épine, y appelle les fluides et développe l'inflammation. Suivant lui, les maladies
locales ne sont point soumises aux causes générales de l'organisme; celui-ci n'y prend pas
part en entier : il blâme les anciens et surtout
les galénistes, qui attribuaient certaines affections locales aux vices généraux des humeurs.
Van-Helmont fait jouer aussi un rôle aux gaz
dont quelques-uns ne lui étaient point inconnus. Dans sa doctrine, les principes chimiques,

les fermens jouent un rôle important, bien que secondaire et soumis aux mouvemens intelligens de l'archée. Mais bientôt les successeurs de Paracelse et de Van-Helmont rejettent ces influences mystiques de substances imaginaires, et leur substituent des élémens découverts par les travaux incessans des chimistes. Ces nouveaux principes remplacent les quatre élémens de l'ancienne médecine. Ce sont des acides, des alcalis, des sels de toutes espèces qui circulent avec les humeurs, les vicient, entrent en ébullition, et qui occasionent ainsi tous les symptômes des maladies. De là l'indication et l'application des nouveaux médicamens chimiques. Les médecins guérissent les maladies dépendantes des alcalis en neutralisant ceux-ci par les acides. Les maladies avec prédominence de l'acidité sont guéries par l'emploi des alcalis, etc. Tel fut le système de la *chémiatrie,* dont *Silvius* fut un des principaux fondateurs. C'est depuis cette époque que dans la thérapeutique les médecins ont employé les médicamens dits absorbans.

Ces systèmes sont les derniers qui aient été inspirés sous l'influence de notions générales et *a priori,* indépendantes des connaissances qu'eût pu fournir la structure du corps. Alors, de toutes parts, en Europe, les médecins se livraient à l'étude de l'anatomie humaine. Cette science s'était promptement enrichie, grâce à la faculté qu'avaient les médecins d'ouvrir les cadavres. Non seulement les conditions matérielles organiques des fonctions furent étudiées et de nouvelles explications données, mais encore l'habitude de faire des autopsies à la suite des maladies fit rechercher les causes physiques des symptômes. On voulut trouver dans des altérations organiques la cause des troubles fonctionnels observés pendant la vie ; ce fut là le but de l'*anatomie pathologique ;* aussi les notions fournies par l'anatomie de l'homme sain ou malade changèrent-elles complétement les idées médicales : elles donnèrent aux explications une originalité propre qui les sépara entièrement de celles qui avaient précédé. Cependant, comme une révolution ne s'opère jamais d'une manière radicale, que toujours on observe une transition, les premières théories, fondées sur les découvertes anatomiques, se combinèrent avec celles d'autrefois. Nous allons voir, jusqu'à l'école de

Boerhaave, à la fin du siècle dernier, et à la nosographie philosophique de Pinel au commencement de celui-ci, l'organicisme s'allier aux anciennes doctrines humorales qui constituaient le fond des systèmes de l'antiquité.

Section Ire. — La découverte de la circulation du sang, la propagation de la philosophie de Descartes, les progrès de la mécanique, de l'hydraulique, etc., jetèrent les esprits dans une voie tout opposée à celle poursuivie jusqu'alors. Nous allons voir, en effet, le solidisme tendre dorénavant de plus en plus à prendre l'empire jusqu'ici presque complètement dévolu aux liquides du corps humain, et les médecins comparer l'économie animale à un assemblage de machines artificielles, dont ils calculent les fonctions d'après les lois de la mécanique. Les parties solides jouent le principal rôle ; on les considère comme une réunion de tuyaux inanimés, et le mélange des humeurs comme le résultat du mouvement de ces tuyaux. Les organes sont déshérités de leurs forces propres ; la cohésion, la pesanteur, l'attraction, toutes les puissances qui servent en mécanique et dans la construction des pompes ou des autres machines hydrauliques pour calculer la force et la vitesse , interviennent seules pour l'explication des phénomènes de la vie. L'application des mathématiques à la physiologie découla naturellement de ces vues mécaniques , et l'école *iatro-mathématique* ou *iatro-mécanique* est constituée.

Ce fut en Italie que cette nouvelle doctrine prit naissance ; elle fut l'un des principaux résultats des travaux de la fameuse académie *del Cimento*, dont l'un des membres les plus célèbres , *Alphonse Borelli*, tenta le premier l'alliance des sciences mathématiques et mécaniques avec la médecine. Dans un ouvrage fameux (1) , il donna une théorie des mouvemens musculaires qui est un véritable chef-d'œuvre. Cette théorie , basée sur les lois de la physique , dans laquelle les os et les muscles sont considérés, les premiers comme des leviers, les seconds comme des puissances , rend un compte si satisfaisant des phénomènes, que depuis l'on y a puisé tout ce qu'on a dit de meilleur sur le même sujet. Mais s'il était possible de

(1) *De motu animalium.* Lome , 1680,

rendre un compte satisfaisant des différens mouvemens des animaux, à l'aide des lois de la statique, ces mêmes lois devaient être insuffisantes et conduire à bien des mécomptes, appliquées aux phénomènes intimes de l'organisation. C'est ce que ne sentirent ni Borelli ni ses successeurs ; ils voulurent soumettre la force du cœur au calcul : les uns l'estimèrent à plusieurs milliers de livres, tandis que d'autres la réduisirent à quelques onces. Toutes les fonctions eurent leur explication mécanique. La *digestion* fut expliquée par la pression des parois de l'estomac, les *sécrétions* par les rapports de configuration des diamètres des vaisseaux avec la forme des molécules. On se figura les globules qu'avaient découverts les *microscopiques* comme des corps solides ; on les suivit dans les vaisseaux, dont ils heurtent les parois. Ce choc fut calculé, ainsi que les effets des différens diamètres, des courbures, des plicatures, des angles des vaisseaux, etc. Le cœur était comparé au piston d'une pompe : il était la force qui faisait mouvoir la machine. Mais l'humorisme ne fut pas complétement déshé-

rité, seulement il se modifia et se transforma
pour s'adapter aux nouvelles idées. Ainsi, \ \
intempéries élémentaires et aux viciations chi
miques on substitua des particules rameuses et
crochues qui suspendaient le mouvement des
humeurs. On admit alors des médicamens
doués d'aspérités raboteuses et dures, extrê-
mement subtiles, afin d'atténuer, de séparer,
de dissoudre, de pénétrer ces humeurs accro-
chées entre elles, et formant les engorgemens
ou obstructions des viscères. Les alimens et les
médicamens composés d'atomes polis et glis-
sans produisaient, par l'absence du choc et de
l'irritation, le relâchement et par suite l'atonie
du corps. La théorie mécanique prit surtout
un aspect imposant et grandiose sous la plume
éloquente d'un grand médecin du siècle dernier, d'*Hermann Boerhaave*.

Boerhaave, professeur à Leyde, fut l'auteur d'un système dont le fondement est le mé-
canicisme, mais dans lequel il fit rentrer les idées
des anciens galénistes et quelques-unes de celles
des nouveaux chémiatres. Il y joignit même une
cause vitale primitive qui mettait en jeu les

rouages du corps : de sorte que Boerhaave est un véritable éclectique dans la force du mot. Pour lui, les maladies dépendent de la laxité ou débilité de la fibre, de la sécheresse, d'un excès de mouvement circulatoire. Il admet encore un vice spontané des humeurs, consistant dans un état glutineux, une âcreté des fluides. On connaît sa fameuse théorie de l'inflammation, dans laquelle les globules sanguins trop épais ou trop ténus s'engagent dans des vaisseaux où ils ne doivent pas parvenir, et forment ainsi, par *erreur de lieu*, des embarras, des congestions contre lesquels le cœur s'irrite, et redoublant d'effort, produit la fièvre. Le sang des congestions, devenant âcre, salé, acide, alcalin, finit par produire des déchiremens de tissus qui se manifestent par des suppurations, des gangrènes, etc. La thérapeutique de Boërhaave se ressentait du reste des principes différens qui formaient la base du système. Elle est composée de tous les moyens employés par les différentes sectes : nous n'avons rien à y signaler de particulier.

Dans l'école iatro-mécanique figurent une foule de personnages célèbres : les deux Ber-

nouilli (1), Cole (2), Keill (3) et d'autres
médecins anglais, qui tentèrent d'y faire
prédominer les théories physiques de l'attraction newtonnienne. Du reste, l'*iatro-méca-
nicisme*, après avoir envahi l'Europe presque
tout entière, ne survécut pas à son plus illustre représentant, le professeur Boerrhaave.
Un médecin cependant avait essayé de combi-
ner les principes de l'école mathématique avec
d'autres doctrines rivales, celles du *vitalisme*
dont le célèbre *Stahl* était le fondateur. Mais,
avant de parler de cette tentative de Frédéric
Hoffmann, nous devons exposer les principes
du vitalisme moderne.

Section II. — Pendant que, sur les ruines
de l'ancien galénisme et de la chémiatice moderne, s'élevait le nouveau système mécanico-
mathématique, une docrine tout opposée dans
son point de départ, proclamait un nouveau
principe dominateur des conditions physiques

(1) Bernouilli. *De motu musculorum.* — *De nutritione.* Lau-
sanne, 1742.

(2) Cole. *Novæ hypotheseos ad explicand. febr. intermitt.
symptomata hypotypsis.* Londres, 1693.

(3) Keill. *Tentamina medico-physica.* Lyon, 1724.

de la vie. Car , bien que les partisans du système mécanique reconnussent une ame , ou
substance spirituelle , ils ne lui attribuaient aucune influence directe dans le jeu des fonctions : celles-ci étaient complétement indépendantes de son action , et le grand philosophe
du dix-septième siècle , Descartes , avait même
été jusqu'à considérer dans l'homme deux
choses entièrement distinctes : la mécanique ,
par laquelle il ressemblait aux animaux , qui
n'étaient à ses yeux que de pures machines , et
l'ame , qui lui communiquait l'intelligence. La
spiritualisation supérieure des phénomènes de
la vie avait déjà été admise , du reste , par Paracelse et Van-Helmont; leur *archée* , habitante
de l'estomac , était chargée de régulariser les
fonctions. Déjà même , dans la plus haute antiquité , les anciens médecins , et Hippocrate
en particulier , avaient soumis à une influence
particulière , qu'ils appelaient *nature* , (ενορμον)
l'harmonie ou l'ensemble qu'ils avaient observé
dans les phénomènes de l'économie animale.
Dès 1680 , *Claude Perrault* , qui , d'après le satirique Boileau ,

De mauvais médecin devint bon architecte ,

(67)

tenta, dans ses *Essais de physique*, de démontrer l'influence de l'ame sur toutes les fonctions du corps. Il avait même cherché à expliquer le peu de sensibilité de la graisse et des os par le peu d'attention que l'ame apporte à conserver l'union des élémens de ces parties. Mais il était réservé à *Georges-Ernest Stahl*, au commencement du dix-huitième siècle, de fonder un système complet de médecine sur l'influence directe d'un agent spirituel, qu'il appela l'ame.

Dans son système animiste, Stahl prétend tenir de la grâce de Dieu tout ce qu'il écrit. Il débute, comme on voit, par le langage des fanatiques. Du reste, son système repose entièrement sur l'inactivité de la matière : le corps est passif ; il doit toujours être mis en mouvemens par des substances immatérielles. Tout mouvement est un acte immatériel et spirituel. En vain objectait-on les mouvemens qui sont involontaires et qui paraissent soustraits à l'influence de l'ame ; Stahl répondait que ces mouvemens ont lieu *a ratione* et non *a ratiocinio*, en un mot, que de même qu'un musicien qui joue du piano ne fait point attention aux mouvemens de ses doigts, de même nous clignons les yeux sans y réfléchir et sans que l'ame y pense. C'était, disait-il, un effet de l'habitude. C'est même sur les sensations obscures qu'il fait reposer l'instinct. Elles sont aussi les ombres des connaissances que possédait Adam avant sa chute. Dans la génération, à quoi bon admettre des forces plastiques propres à la semence : c'est l'ame, c'est le principe général de la vie qui se construit lui-même son corps. L'ame est la force qui régénère toutes les parties, nourrit le corps et répare les pertes. Dans la nutrition, qui n'est qu'une génération prolongée, l'ame choisit les matériaux utiles, les retient, les dirige et les applique aux lieux convenables ; les sécrétions, loin de pouvoir s'expliquer par les pores et les particules grossières des humoro-mécaniciens, se comprennent facilement avec une ame intelligente qui sépare et excrète les produits propres à chaque organe. La maladie consiste en un trouble, une irrégularité dans le gouvernement de l'économie animale, par *l'affection de l'ame.* Voilà pourquoi les hommes sont plus souvent malades que les animaux. Comme dans les maladies l'ame est affectée, qu'elle a l'intelligence de sa position , qu'elle travaille à rétablir l'état harmonique ou la santé , le médecin doit se garder de troubler les mouvemens conservateurs qu'elle détermine dans ce but ; aussi les stahliens avaient-ils soin de favoriser ou d'aider les crises qui , comme les hémorrhagies , les sueurs , terminent souvent les maladies. Du reste, ils avaient fait une remarque importante, c'est que la jeunesse prédispose aux maladies de la tête , la jeunesse à celles de la poitrine , et la vieillesse aux congestions de bas-ventre. Ils faisaient jouer , dans ce dernier cas , à la *veine-porte* un grand rôle , qu'ils exprimaient du reste sous la forme d'un mauvais calembourg :

Vena portarum , porta malorum.

Stahl cherchait à favoriser les efforts conservateurs de l'organisme ou plutôt de l'ame à l'aide de quelques moyens. Il employait surtout la saignée , avait recours aussi aux évacuans , à quelques purgatifs, surtout l'aloès, dont l'action s'effectue principalement par le rectum, et détermine des hémorroïdes, dont l'effet est souvent util. L'expectation était du reste fortement préconisée par Stahl et ses disciples. Ceux-ci, *Cyrl,*

Michel Alberti, Richter, Juncker, Bordeu et une foule d'autres médecins, adoptèrent les idées de Stahl, les propagèrent et leur firent subir des modifications successives qui rapprochèrent de plus en plus l'animisme du vitalisme de nos jours.

Mais à côté de Stahl, un autre professeur, *Frédéric Hoffmann*, fonda un nouveau système dans lequel il chercha à concilier le mécanisme qui régnait de son temps avec l'animisme, Hoffmann admet dans sa théorie une espèce d'éther, d'ame matérielle, qui est répandue dans le monde entier, donne l'activité à la matière, détermine la germination des végétaux, leur nutrition, leurs sécrétions. Ce fluide, actif par lui-même, se sépare dans le cerveau des animaux et détermine l'action des organes du corps. Hoffmann prouvait cette action de son fluide en alléguant la cessation des mouvemen d'un muscle, dès que la force nerveuse vient à cesser d'agir sur lui : dans cette démonstration se trouve le nœud de la théorie d'Hoffmann, qui expliquait en mécanicien les différentes fonctions du corps, en leur donnant pour orce pr emi ère l'action de son ame matérielle, de ses esprits animaux, de son principe vital, comme on voudra l'appeler ; car ces dénominations expriment toutes le même phénomène. Cette espèce de dégradation de l'animisme de Stahl s'explique par les recherches de Glisson, de Haller, dont les expériences avaient fait entrevoir que dans la fibre musculaire résidait une force de contraction propre , en un mot , l'*irritabilité*, auquel le mouvement devait être attribué, et non à l'ame ; car, dans la dernière hypothèse, les mouvemens du cœur arraché de la poitrine d'un animal ne pourraient plus s'expliquer que par la présence d'une portion de l'ame qui serait restée dans cette partie. Il est vrai que Stahl ne reculait pas devant cette objection, mais elle n'en restait pas moins avec toute sa force. C'est donc à l'action des nerfs sur les organes que F. Hoffmann attribuait le mouvement des parties. Ce mouvement était diminué ou augmenté dans les maladies : dans le premier cas, il y avait *spasme*, dans le second , *atonie*. Nous voilà revenus , comme on le voit, au *laxum* et au *strictum* des méthodistes. Pour le systématique moderne, il n'y a plus que deux maladies en quelque sorte, et deux

espèces de médicamens, les *anti-spasmodiques*
et les *fortifians*. C'est dans ces idées de spasme
et d'atonie que se trouve le fondement de la
doctrine de l'*excitement* que deux médecins
écossais, Cullen et Brown, ont développée
plus tard, chacun à leur manière.

Avec ces différentes doctrines modernes,
chemiatriques, mécaniques, etc., et à côté
d'elles, des médecins s'occupèrent à décrire et
à observer empiriquement les maladies et l'action des médicamens. Nous allons dans le chapitre suivant voir quelle fut l'influence de leurs
travaux.

CHAPITRE VI.

Les empiriques. — Nosologies. — Brown, son système. — M. Broussais et le physiologisme français. — Contro-stimulisme italien. — Hahnemann et l'homéopathie. — Bases et principes de ce nouveau système. — Dévergondage des théories modernes. — Les spécialités.

Section I. — Pendant que, sur le sable mouvant des théories, des médecins s'escrimaient à fonder des systèmes, d'autres observateurs collectaient des histoires de maladies, en saisissaient les différences symptomatiques, et traçaient le tableau changeant des épidémies qui ont si souvent ravagé l'Europe. La *petite-vérole*, la *rougeole*, la *coqueluche*, la *syphilis*, les différentes espèces de *pestes*, la *fièvre jaune*, des *affections catarhales* de toute nature, etc. , furent le sujet des travaux des nouveaux *empiriques*. Des médecins se sont rendus célèbres dans cette voie de véritable *hippocratisme, Baillou, Fernel,*

Sydenham, Morton, Lancisi, Torti, Lepecq de la Cloture, Stoll, etc. , etc. , méritent surtout d'être rappelés. On doit aussi aux recherches de cette école l'introduction dans la thérapeutique d'une foule de médicamens nouveaux. Les rapports commerciaux de l'Europe avec les Indes, la découverte de l'Amérique, les travaux des chimistes, furent un vaste champ dans lequel on puisa des armes innombrables, à l'aide desquelles on crut pouvoir combattre les maladies.

Le *quinquina*, la *cascarille*, l'*ipécacuanha*, la *serpentaire de Virginie*, le *mercure*, l'*antimoine* et ses préparations, etc. , etc. , sont dus aux médecins empiriques modernes. On leur doit aussi différentes opérations qui, comme l'*inoculation* et la *vaccine*, sont utiles comme préservatifs de la petite-vérole. La *transfusion* du sang, qui devait rajeunir le monde et remplacer les glaces de l'âge par la verdeur de la jeunesse, ne remplit pas les espérances qu'elle avait fait concevoir à ses inventeurs ; elle fut même proscrite par un arrêt du parlement. On sait que l'émétique avait déjà subi le même sort.

Le nombre des médicamens avait augmenté,

celui des maladies n'avait pas diminué. Grâce
à de nouvelles invasions d'épidémies, à des
mots nouveaux inventés pour exprimer des différences observées dans la succession des symptômes, on était parvenu à créer une nomen-
clature pathologique tellement longue, que
l'inventaire des maladies dût être dressé, et
un ordre établi pour pouvoir s'y retrouver.

Les *nosologies* furent inventées pour satisfaire
ce nouveau besoin. *François Boissier de Sauvages,* médecin de l'école de Montpellier, fit
paraître en 1763 la *Nosologie méthodique,* le premier ouvrage régulier de ce genre. Le nosolo-
giste, enthousiasmé des nomenclatures qui servaient à classer les êtres naturels, végétaux ou
animaux, crut qu'on pourrait agir de même à
l'égard des maladies. Il les divisa en classes,
en ordres, en genres et en espèces. Il forma dix
classes, les *vices,* les *fièvres,* les *phlegmasies,* les
spasmes, les *anhélations,* les *débilités,* les *douleurs,* les *vésanies,* les *flux* et les *cachexies.* Ces
dix classes renferment 315 genres de maladies,
et je ne sais combien d'espèces. Ses successeurs, *Linné, Vogel, Sagar, Cullen, Pinel,* dimi-
nuèrent en général le nombre des genres, mais

continuèrent cependant, à quelques excep-
tions près, à diviser en groupes analogues
ceux de Sauvages, les maladies qu'ils considé-
rèrent comme se reproduisant toujours avec la
même marche, la même intensité et le même
ordre dans la succession des symptômes. Cet
inventaire plus ou moins complet des richesses morbides, ne laissant rien de général dans
la tête des médecins que le besoin de systématiser tourmentait toujours, ils revinrent aux
théories explicatives qui, indépendamment de
la satisfaction qu'elles donnent à l'esprit toujours ardent à connaître, ou plutôt à croire
connaître, ont encore l'avantage de favoriser la
paresse de l'esprit. En effet, une fois que la
maladie est ramenée à une cause présumée,
force ou *faiblesse, alcaline* ou *acide*, etc., le
traitement se déroule naturellement. Le besoin
de systématiser devait se reproduire, et l'Ecossais *Brown* se chargea de le résumer. Les nosologies, et la dernière, celle de Pinel, suivie en
France jusque vers 1818, comprenaient une espèce d'ecclectisme théorique qui renfermait
les bases des systèmes antérieurs fondés sur
l'humorisme, le chimisme, le vitalisme, le mé-

canicisme, etc. Les travaux des *anatomo-patho-logistes* avaient été utilisés également, et les symptômes des maladies ramenés dans leur ensemble à des lésions anatomiques constantes qui en constituaient le siége organique.

SECTION II. — *Brown* naquit dans un village d'Ecosse, en 1736, et vint étudier la médecine à Edimbourg. C'est dans cette ville qu'il mit au jour son célèbre ouvrage *Elementa medicinæ*, dans lequel, rejetant toute explication humorale, mécanique ou chimique, il débuta par établir que la vie ne s'entretient que par l'*incitation* ou l'*excitation*, qui n'est que le résultat des *incitans* sur l'*incitabilité* des organes. La santé dépend d'une juste corrélation entre les incitans et l'excitation; la maladie d'un défaut d'équilibre. Les excitans trop énergiques déterminent une excitation trop vive ou les *maladies sthéniques*; l'insuffisance des excitans, les maladies asthéniques. De là les deux états du corps avec *force* ou *faiblesse*, *sthénie* ou *asthénie*, produits par causes morbides, et dont dépendent la foule de nos maux. A ces deux états se rapportent les maladies. Ce sont eux qu'ils faut avoir en considération dans la pratique de l'art. Fortifier, exciter le malade dans les maladies asthéniques; le tempérer, le débiliter dans les affections sthéniques. Mais comme les maladies avec faiblesse sont, d'après le système de Brown, beaucoup plus nombreuses que celles de la seconde classe, il en résulte que les fortifians et les excitans sont beaucoup plus souvent indiqués. Voici du reste le tableau des principales maladies rangées d'après l'opinion du brownisme.

Maladies STHENIQUES. — Péripneumonie, phrénésie, variole, rougeole, érysipèle, scarlatine, manie, obésité, etc., etc., etc.

Maladies ASTHENIQUES. — Maigreur, gale, diabètes, rachitis, hémorrhagies, indigestions, diarrhée, vers, scorbut, goutte, hydropisie, tétanos, fièvres intermittentes, choléra, dyspepsie, typhus, spasmes, hystérie, paralysie, apoplexie, etc., etc., etc.

Les moyens thérapeutiques étaient divisés par Brown en deux classes :

Médicamens STHÉNIQUES, propres à rétablir l'incitation. — Électricité, opium, éther, alcool, quinquina, camphre, etc., etc., etc.

Médicamens ASTHÉNIQUES, propres à diminuer

l'incitation. — Saignées, purgations, froid, diète, etc., etc., etc.

Tel fut le fameux système connu sous le nom de *brownisme*; on voit qu'il rappelle la théorie des anciens méthodistes, voyez page 23.

M. *Broussais* en France, a dans notre siècle et de nos jours, jeté les bases d'une doctrine qui, sous le nom de *médecine physiologique*, *système de l'irritation*, *broussaissisme*, a eu un retentissement célèbre.

Le *physiologisme* de M. Broussais, dépouillé de ses accessoires, est à peu près le brownisme retourné. L'importante classe des asthénies de l'Ecossais est déshéritée de la foule des maladies qui l'obstruaient; en revanche celle des maladies sthéniques a pris un développement proportionnel. Mais, ce que Brown n'avait pas fait, M. Broussais a lié le degré de force ou de sthénie à un état anatomique des solides dans lequel les parties sont congestionnées de sang en plus grande quantité qu'à l'ordinaire. De plus Brown avait fait de l'incitabilité une propriété générale de l'organisme; elle était augmentée ou diminuée dans tout le corps. M. Broussais au contraire, admet qu'un organe peut être plus ou moins excitable, et le reste du corps ne pas prendre part à cette augmentation ou diminution des propriétés organiques. Cette augmentation des propriétés de la vie des organes, déterminée par l'influence des agens extérieurs, incitans de Brown, est toujours liée, dans la doctrine française, à une *irritation* de la partie malade, irritation qui appelle le sang dans cette partie, augmente la chaleur, y développe de la douleur, de la tuméfaction, etc. : enfin tous les caractères de l'*inflammation*. L'irritation est en quelque sorte le premier degré de l'inflammation. Comme ces deux états ne guérissent que sous l'influence des débilitans, que les saignées, les sangsues, la diète, l'eau sont les principaux moyens de cette classe de remèdes, on voit de suite à quelles médications les médecins physiologistes ont recours. Les purgatifs, les vomitifs, qui n'agissent, d'après la même doctrine, qu'en déterminant sur l'estomac et les intestins des irritations, sont sévèrement proscrits, et s'ils guérissent ce ne peut être que par *révulsion*, c'est-à-dire en déplaçant le mal : comme un vésicatoire posé sur la peau détourne la maladie qui a son siége sur une partie intérieure. La révulsion était donc le grand mot à l'aide duquel on cherchait à expliquer l'action bienfaisante de ces malencontreux purgatifs. Les médecins physiologistes étaient même devenus si *purgatophobes*, qu'ils n'osaient plus administrer ces remèdes qui dans les mains de leurs prédécesseurs avaient fourni de si nombreux exemples de guérisons. Ils surveillaient avec une anxiété profonde le pauvre patient auquel une décoction de séné ou de rhubarbe, de la poudre d'aloès ou de jalap avait été administrée. Que les adeptes se rassurent aujourd'hui, l'hygeist Morison emploie, depuis nombre d'années, dans toutes les parties du monde où sa doctrine s'est répandue, les purgatifs, et les plus brillans succès ont couronné ses efforts. On verra, dans les chapitres qui vont suivre, les merveilleuses cures que l'humanité lui doit.

Tel était le rôle que naguère encore les *Sangrado* de Paris fesaient jouer à l'irritation, que c'est à peine si le scorbut, l'asphixie et quelques autres maladies trouvaient grâce devant les sangsues. Celles-ci ont été tellement prodiguées,

.qu'après avoir dépeuplé les marais français, les médecins ont demandé à ceux de la Pologne et de la Lithuanie la panacée aquatique qui allait leur manquer. Aussi le commerce des sangsues est-il devenu de nos jours une branche importante de l'industrie. Pendant que les médecins français n'osaient à peine sortir des évacuations sanguines et avoir recours aux médicamens les plus innocens, tous regardés comme irritans, leurs voisins d'Italie, marchant sous la bannière de *Rasori*, modifièrent, tout en adoptant ses bases, la théorie de Brown, et cherchèrent, dans les médicamens qu'ils prodiguaient à des doses énormes, des agens propres à combattre les maladies avec excès de force, ou *diathèse sthénique*.

Rasori enseigne, en effet, que beaucoup de substances agissent sur le corps dans un sens diamétralement opposé à l'action stimulante, d'où résultent les effets que Brown n'attribuait qu'à la diminution des stimulans; que l'on enlève par leur moyen, même sans évacuation, ce qui les fait nommer *médicamens contre-stimulans*, les effets du stimulus excédant, et que l'on peut ainsi produire des maladies qui ne

peuvent plus se guérir que par les stimulans.
Ainsi il y a, dans les contre-stimulans comme
dans la saignée et les purgatifs, un moyen de
guérison pour toutes les maladies de stimulus,
et également, dans les stimulans, le remède
des effets des contre-stimulans. Suivant les *ra-
soriens*, l'organisme supporte d'autant, et à
plus forte dose, les contre-stimulans ou les stimulans que le stimulus ou le contre-stimulus
est plus considérable. Tels sont les principes
généraux du brownisme italien, connu aujour-
d'hui sous le nom de *doctrine italienne, doctrine
du contre-stimulus*. Propagée et soutenue par
Rasori, Tomassini, etc., les sectateurs de cette
école ont, indépendamment des saignées, des
purgatifs, etc., placé parmi les contre-stimulans la digitale, l'aconit, les sels minéraux,
l'antimoine, le mercure, etc.; ils ont prodigué
à des doses énormes ces substances. L'émétique était donné d'heure en heure, à la dose
d'un grain, dans le cours des fluxions de poitrine. C'est ainsi que des doses énormes de ce
médicament, neuf cents grains dans une se-
maine, ont été administrées. Chose bizarre,
au moment même où les cures du contre-sti-

mulisme étaient proclamées de toutes parts, qu'elles étaient attribuées à la quantité véritablement monstrueuse des drogues administrées, un rêve-creux allemand, *Hahnemann*, proclamait à son de trompe que plus un médicament était donné en petite quantité, plus aussi ses effets étaient grands; que si cent grains d'émétique donnés par **Rasori** étaient *tolérés* par l'organisme, un demi-millionième d'un quart de grain de la même substance produisait, dissous dans un verre d'eau distillée, des effets vomitifs incalculables. Demandez à tous les valets de comédie, à Scapin, à Figaro, si plus un coup de bâton est appliqué avec force sur ses épaules, moins sa pauvre échine en a reçu les tristes atteintes; du diable si sa logique le met en défaut. Il faut être médecin, et médecin de l'école homéopathique, pour soutenir que les effets sont d'autant plus intenses que les causes ont été plus faibles. *Ex nihilo nihil,* rien de rien, disaient les anciens : cet axiôme, aussi vieux que le monde, ne pouvait trouver contradiction que dans un siècle de sophismes et d'erreurs. Quoi qu'il en soit, voici les bases fondamentales de la folie médicale d'aujourd'hui, l'*homéopathie*. Suivant Hahnemann, il y a trois méthodes pour guérir les maladies : 1° la méthode *antipathique* (αντι, παθος), dans laquelle les médicamens employés ont des effets *opposés* aux symptômes de la maladie à combattre; 2° la méthode *allopathique* (αλλον, παθος), celle qui consiste à se servir de médicamens dont les effets sont seulement *différens* des symptômes de l'affection naturelle; 3° enfin la fameuse méthode *homéopathique* (ομοιον παθος), ou celle dans laquelle on a recours à des substances médicinales qui déterminent dans le corps des symptômes semblables à ceux de la maladie. Le traitement antipathique n'est, suivant les homéopathes, que palliatif, il ne guérit pas. Le pauvre malheureux asphixié par la privation de l'air vital n'est guéri que palliativement lorsque vous lui avez rendu l'air qui lui manquait! Dans l'allopathie, le traitement est ou nul, ou passager, ou même nuisible. Mais dans la *méthode homéopathique* seule, l'effet est sûr et constant; car, dit Hahnemann, comme le médicament homéopathique produit des effets semblables à ceux de la maladie, aussitôt que les effets sont produits, ceux de la maladie ont cessé; car deux maladies, la maladie en quelque sorte médicamenteuse et la maladie naturelle, ne peuvent exister en même temps sur le même point. L'une aura dû nécessairement faire place à l'autre; et pour atteindre un aussi admirable but, il faut que les doses du médicament soient infiniment plus petites que celles qu'on a coutume d'employer; et la raison de ceci est que les remèdes qui doivent agir homéopathiquement atteindront des parties déjà affectées par la maladie naturelle, et n'auront pas besoin de beaucoup de force pour surpasser cette dernière; une dose plus élevée produirait des accidens très graves. Ecoutez, patiens, une dose plus élevée! Gardez-vous donc de prendre un tiers en sus de la quintillionnième partie d'un grain de sucre de lait; car alors malheur à vous, les accidens les plus graves vous menacent.....

Risum teneatis, amici.

O Molière, où es-tu? toi dont la verve comique sut si bien faire justice complète du pédantisme latin des docteurs en robe et à perruque de ton siècle, quelles flagellations n'infligeraistu pas à nos *doseurs* lilliputiens ! Et messieurs les *magnétiseurs*, dont nous n'avons encore rien dit, et qui n'ont pas moins que les autres la prétention de connaître les maladies, de lire dans la profondeur des organes et d'indiquer les remèdes convenables, etc., etc. On sait l'époque où commença cette farce, jouée autour d'un baquet et répandue aujourd'hui dans les salons dorés de la capitale. C'était, au reste, une opinion généralement répandue dès la plus haute antiquité, et soutenue par des philosophes de ces époques reculées, que dans la nature est répandu un fluide universel d'une extrême ténuité, impalpable, enfin une espèce de substance éthérée, qui anime tout et vivifie tout. Nos ames et celles des bêtes étaient des émanations du grand tout ; à la mort de l'individu, elles allaient se confondre à leur source. La découverte de l'aimant et ses propriétés singulières donnèrent à cette idée ancienne une nouvelle valeur. On se demanda quelle était la nature du principe de l'aimant ; on en fit un fluide particulier, et le *magnétisme* expliqua les rapports des astres avec la terre. C'était alors une époque de ferveur pour les rêveries

astrologiques ; les rapports chimiques, les
compositions et décompositions lui furent rapportés. Mais on ne soumit pas seulement la
nature morte au magnétisme, on lui attribua
une influence réelle sur les êtres vivans. Les
actions réciproques de certains animaux les
uns sur les autres lui furent rapportées, comme
les effets produits par certains oiseaux sur leur
proie , l'action de quelques serpens sur les oiseaux perchés au-dessus de leur tête , la fameuse histoire du basilic tuant l'homme par
son regard ; enfin on lui rapporta les effets de
sympathie et d'antipathie qu'on observe dans la
nature. Tels étaient les rapports et la croyance
qu'on y rattachait généralement, qu'un homme
de Bruxelles, qui s'était fait restaurer le nez par
la méthode de Taliacot, c'est-à-dire en prenant un morceau de peau sur le bras d'un
autre individu, étant retourné dans son pays
le nez ainsi replacé, continua de vivre bien
portant , l'opération ayant réussi, lorsque
tout à coup la partie restaurée pâlit, se réfroi-
dit, devint livide et tomba en putréfaction. On
ne savait à quelle cause attribuer ce phénomène , lorsqu'on apprit la mort du crocheteur,

à Boulogne, qui avait fourni une portion de peau prise à son bras pour refaire le nez du Bruxellois. On voit que la sympathie avait voyagé à distance honnête de Boulogne à Bruxelles. C'est à propos de ce fait que Voltaire a composé les vers suivans :

> Ainsi Taliacotius,
> Grand Esculape d'Etrurie,
> Répara tous les nez perdus·
> Par une admirable industrie.
> Il vous prenait adroitement
> Un morceau de cul d'un pauvre homme,
> L'appliquait au nez proprement ;
> Enfin, il arrivait qu'en somme,
> Tout juste à la mort du prêteur,
> Tombait le nez de l'emprunteur ;
> Et souvent dans la même bière,
> Par justice et par bon accord,
> On remettait, au gré du mort,
> Le nez auprès de son derrière.

On voit que la plaisanterie voltairienne repose sur un fond historique respectable. Aujourd'hui que nous perfectionnons tout, nos Taliacots modernes appellent la même opération *rhinoplastie*. Quoi qu'il en soit, on voit que l'Allemand *Mesmer* ne nous apportait rien de bien nouveau avec son fluide universel qui agit d'un individu à un autre, et à distance. Ce rêveur, né à Vienne en 1740, vint à Paris en février 1778 ; il y fut précédé d'une vaste renommée, et on ne parlait alors à Paris que de Mesmer et de ses miracles. Le charlatan faisait placer les malades autour d'une espèce de *baquet*, du fond duquel partaient des conducteurs électriques ; de là des secousses communiquées instantanément aux personnes qui faisaient la chaîne. Le tout était accompagné de ces circonstances particulières qui favorisent le développement des exaltations nerveuses et des imaginations malades. Mesmer fit des disciples dont la foi robuste, le zèle, l'enthousiasme constituèrent le mérite. Ils dépassèrent bientôt le maître dont ils abandonnèrent en partie la méthode. A l'aide de gesticulations, appelées *passes*, ils développent aujourd'hui sur les personnes à esprit faible et crédule des symptômes particuliers de somnambulisme. Ces personnes, dans cet état, voient clairement les objets éloignés : leurs sens étant devenus inutiles, les unes aperçoivent par le derrière

de la tête , d'autres entendent sans leurs oreilles ; il y en a qui dégustent de la brioche placée sur le creux de l'estomac (Petetin) ; d'autres qui savent ce qui se passe à Moscou, à
Saint-Pétersbourg. Quoi d'étonnant maintenant que ces somnambules reconnaissent les
maladies et les remèdes convenables?

Ce n'est pas tout, le *magnétiseur*, non seulement agit sur les magnétisés , mais encore telle
est sa puissance, que, par sa volonté , il imprime à l'eau ou à telle autre substance des
propriétés particulières : ainsi il donne à l'eau
une vertu purgative et un goût , une saveur
que reconnaît parfaitement le patient. Il dote
une bague de propriétés magnétiques telles
que la personne qui porte le bienheureux ta-
lisman s'endort à l'heure et le temps que dé-
sire le magnétiseur , qui alors n'a pas besoin
d'être présent , et qui seulement envoie une
dose de sa volonté !!!!

Mais je suis las, et mes lecteurs aussi sans
doute, de tous ces dévergondages d'imagination,
de ces hypothèses dont les cervelles médicales
ont pendant trois mille ans fait seules les frais.
Mais il était nécessaire de bien faire voir au pu-

blic quels adversaires nous allions rencontrer;
de tirer le rideau qui couvrait les misères et
les niaiseries dont s'enveloppaient vis-à-vis de
nous des hommes protégés par la loi, soutenus
par les préjugés, armés d'un énorme fatras de
grands mots, et dont tout le bagage en défini-
tive se réduit à savoir disserter, vingt-quatre
heures s'il le faut, sur le *comment* et le *pourquoi*. Qu'on se figure toute la population malade d'une vaste capitale, comme celle de la
France, incessamment exploitée par nos *gué-
risseurs patentés*. Les uns, prodiguant les saignées, et soutirant à l'organisme les dernières
onces du sang échappé à l'eau, à la diète et
aux privations de toute sorte; les autres, gor-
geant du matin au soir, de minute en minute, les malheureux patiens avec des substances minérales dont les effets désastreux ne
sauraient être calculés. Voyez-vous les derniers
venus, criant et tonnant contre les *allopathes*,
les *antipathes*, et réduisant toute la thérapeutique médicale à l'administration d'un million-
nième de grain d'une substance inerte passée à
la vingtième *dilution*; et si par hasard le malade a dans son potage laissé tomber un grain

de sel ; si une odeur est venue frapper ses sens,
le remède homéopathique restera sans effet,
la maladie poursuivra son cours. Quelles tristes
réflexions ne doit point inspirer une pareille
incohérence de doctrines et d'idées! Quelle foi,
quelle confiance avoir dans tous ces systématiques entêtés dont l'imagination romanesque
se repaît ainsi de chimères et de fables? Mais
que dire encore de ces subdivisions médicales
intitulées *spécialités.* SPÉCIALITÉ! grand mot ou
plutôt enseigne pour attirer le chaland, débi-
ter son savoir-faire, ramasser de l'argent et
remplir ici-bas le rôle industriel qui nous est
dévolu. Il y a des médecins *orthopédistes* qui
redressent les bosses ; des *coupeurs d'urèthre,* qui
se chargent des voies urinaires ; des médecins
électriseurs, dont les machines sont le seul mérite, etc., etc. Ayez mal quelque part que ce
soit, la fièvre, des catarrhes, les nerfs aga-
cés, etc., etc., à telle enseigne, votre dos sera
toujours redressé; à telle autre, votre urèthre
toujours incisé, etc., etc. Enfin nous n'en fi-
nirions pas si nous voulions poursuivre toute
la cohue contre laquelle nous allons avoir à
soutenir le combat, en proclamant une mé-

thode, la seule vraie, la seule bonne , puisqu'elle guérit. Cette méthode est celle que l'expérience , le temps , des attestations honorables, l'approbation et les encouragemens des gouvernemens ont successivement confirmée, soutenue et encouragée.

CHAPITRE VII.

Premiers essais de M. Morison l'hygëiste.—Ses recherches et ses réflexions en médecine. —Il combine, sous une nouvelle formule, un remède purgatif. — Préparations et mode d'administration des pilules de la poudre végétale.

SECTION Ire. — On a vu dans la préface comment M. Morisson, souffrant depuis trente années d'une affection douloureuse des organes pulmonaires, fut amené à chercher lui-même quel soulagement il pourrait apporter à ses maux. En vain, dans le cours de ses longues souffrances, il s'était adressé à tout ce que la médecine possédait d'hommes savans et expérimentés ; leur vain étalage d'érudition , leurs discussions oiseuses, la discordance et l'opposition de leurs doctrines , et pardessus tout l'inutilité de leurs efforts réunis , éclairèrent

l'illustre patient, et lui firent prendre en pitié
tous ces beaux diseurs, dont les paroles fort
chères produisaient si peu. M. Morison renon-
ça donc à la médecine et surtout aux médecins de son époque. Son temps fut entièrement
consacré à la lire dans les annales de la science,
à y puiser les sources des théories et des vues
qui ont successivement régné dans les esprits,
à voir quelles observations avaient pu leur servir de base. Son esprit juste et droit démêla
bien vite le fond de vérité sur lequel deux mille
ans avant lui le grand Hippocrate avait su établir la pratique de son art. Aidé de ses pro-
fondes réflexions, l'hygeist Morison entrevit que
dans les *humeurs* du corps devait se trouver la
cause des maux de toutes sortes qui tourmen-
tent l'humanité; que si les formes diverses
qu'affectent les maladies, et qui en imposent
aux médecins, tiennent à la structure diffé-
rente que présentent les organes, la nature,
l'origine primitive n'en est pas moins une *viciation* humorale; que c'est là la considération
fondamentale de toute médecine. Aussi les anciens, au point de départ des connaissances
hippocratiques, en avaient-ils fait la base de

tous leurs systèmes, base que respectèrent
plus ou moins les médecins modernes jusqu'à
la théorie du solidisme pur des Brown et des
Broussais. L'hygeist Morison, après avoir saisi,
au milieu de l'incohérence des systèmes médicaux, cette idée-mère, se trouva nécessairement
entraîné à rechercher quelles méthodes thérapeutiques seraient les plus propres à combattre
cette cause présumée des maladies. Ses réflexions sur les différens remèdes lui firent
bientôt reconnaître dans la médication purgative le moyen par excellence pour débarrasser
le système des humeurs de ses élémens hétérogènes. De l'avis des meilleurs médecins depuis
Hippocrate, les *purgatifs*, en effet, ont toujours
passé pour des médicamens dont l'action est
des plus héroïques. Ils provoquent par les
voies inférieures des déjections fréquentes et
copieuses, et déterminent ainsi, avec utilité
pour l'économie animale, la sortie des matières
diverses qui assiègent les organes gastriques.
Ils attirent également des différens organes les
humeurs qui y surabondent. Les médecins de
l'antiquité avaient parfaitement reconnu cette
propriété attractive de certains purgatifs, et ils

7

avaient observé que quelques-unes de ces substances étaient spécialement propres à l'évacuation de telle ou telle humeur en particulier.
De là la division qu'ils avaient établie dans la
classe des remèdes purgatifs. Il y avait des *cho-
lagogues* pour chasser la bile ; les *hydragogues*
pour expulser la lymphe ; les *panchymagogues*,
qu'on croyait propres à éliminer à la fois toutes
les humeurs dont l'exubérance pouvait être
préjudiciable au corps. C'était aux effets de la
médication purgative que la plupart des médecins rattachaient leur principal espoir pour la
guérison des malades. Malheureusement nous
avons vu que, du temps d'Hippocrate, les
seuls purgatifs connus étaient des remèdes ex-
cessivement actifs dont les effets sur les intestins
étaient accompagnés de chaleur, de douleur
et par suite d'irritation et d'inflammation. Hippocrate en effet ne connaissait que des purgatifs *drastiques*. Aussi recommandait-il d'attendre
que, par les efforts conservateurs de l'organisme,
les causes des maladies fussent en quelque sorte
soumises au travail de coction , et de là déter-
minées vers un point favorable à leur expulsion,
soit la peau ou le canal intestinal. Alors seule-

ment , lorsque la sortie des matières nuisibles pouvait se faire par les dernières voies , il donnait les purgatifs. Il ne les administrait donc qu'à la fin des maladies. Il fallait que le corps et surtout les vaisseaux subissent l'effet délétère du poison qu'ils renfermaient , jusqu'au moment où le purgatif pouvait être pris sans danger pour le malade. Comment continuer longtemps un remède doué de propriétés trop irritantes pour les tissus avec lesquels il était mis en contact? Les mauvais effets d'une méthode contraire avaient sans doute amenéet, pour cause, le grand Hippocrate à établir un pareil système de temporisation. L'hygeist Morison , saisissant en homme de génie la cause des entraves qui avaient enchaîné le vieux médecin grec, attribua sa thérapeutique restrictive au manque de moyens. Hippocrate lui parut comme un homme désarmé sur un champ de bataille. Plus heureux que son devancier , et grâce à la foule des substances végétales douées de propriétés purgatives, adoucissantes, relâchantes, que l'expérience des siècles avait appris à connaître , M. Morison put modifier les idées primitives du père de la médecine et les adapter aux nou-

velles armes dont il allait enrichir la science.
Si, dit-il, les causes des maladies circulent
dans les humeurs, si elles vicient, altèrent ,
dénaturent leurs divers élémens , pourquoi attendre que leur action ait porté le désordre et
le trouble dans toute la machine? Pourquoi
ne pas chercher à les attirer, à les expulser de
suite des parties qui les recèlent? Jusqu'à moi,
les évacuans et les purgatifs en particulier ont
été les seuls moyens véritablement efficaces pour
arriver à ce but. Mais malheureusement à côté
de leur action bienfaisante comme évacuans,
se rencontre leur effet irritant et nuisible sur
les parois intestinales. Donc, si je trouve un
remède purgatif qui entraîne et expulse avec
lui tous les élémens hétérogènes des humeurs,
sans irriter ni enflammer les membranes mu-
queuses du canal digestif, j'aurai résolu le problème, depuis si long-temps cherché, de la guérison des maladies. Je pourrais , à volonté ,
prévenir l'accumulation dans le sang des principes nuisibles, des miasmes contagieux dont
les effets pernicieux ne sauraient être mécon-
nus dans la production des maladies. Ce raisonnement, si juste et si simple au premier

abord, M. Morison ne le dut qu'à des lectures attentives, à de longues réflexions, et surtout au désenchantement profond qu'avait su lui inspirer la foule des médecins dont aucun n'avait pu le soulager. Cette première vue, quelle qu'en fût la vaste portée, n'était encore qu'un jet de l'imagination sans but comme sans avenir. Il fallait en effet trouver le remède dont l'action bienfaisante, tout en purgeant les humeurs, en provoquant leur expulsion, n'eût aucun des inconvéniens si justement reprochés aux différens remèdes jusqu'ici admis comme doués de propriétés purgatives. La plupart en effet entraînaient après elles des reproches dont quelques-uns n'étaient pas sans fondemens. On sait l'action des substances âcres et stimulantes sur nos membranes. Elles les enflamment, les blessent, les ulcèrent, les corrodent, enfin quelquefois même les perforent entièrement. M. Morison tenta une foule d'essais, et d'efforts en efforts il parvint enfin à associer entre elles des substances dont les effets, contraires lorsqu'elles agissent séparément, s'harmonisent admirablement quand elles sont administrées ensemble et sous la forme que

leur a imprimée le patient inventeur. M. Morison est seul parvenu à résoudre enfin ce problème difficile, de trouver un purgatif qui
agisse sur la masse totale des humeurs sans laisser d'impression fâcheuse sur les organes.
L'honorable président, après s'être ainsi pré-
paré, avec une patience et des labeurs dignes
des plus grands éloges, un remède dont il pouvait enfin obtenir du soulagement, s'empressa
de l'expérimenter sur lui-même. L'étonnant
résultat qu'il en obtint, la guérison radicale de
l'affreuse maladie qui le tourmentait depuis
tant d'années, enfin le rajeunissement qu'en
quelque sorte il dut à sa précieuse découverte,
l'engagèrent à faire bénéficier l'humanité du
remède qu'il avait trouvé. Ce fut sans doute en
tâtonnant et non sans crainte qu'il administra
d'abord ses pillules aux malades ; mais enfin, le
succès couronnant chaque fois ses efforts ; les
malades eux-mêmes mêlant leurs remerci-
mens et leurs voix à la renommée qui déjà faisait valoir les heureuses cures de l'hygéist Morison, le forcèrent à donner de plus en plus de
l'extension à sa nouvelle méthode végétale. On
sait les rapports qui lient entre elles les diffé-

rentes provinces de l'industrieuse Angleterre ,
la rapidité des communications , la publicité
des journaux que tout le monde lit dans le
pays ; enfin on connaît toutes ces circonstances
favorables qui font du peuple anglais le peuple
le plus cosmopolite du monde , et on comprend alors quelle extension durent prendre
tout d'abord les méthodes thérapeutiques de
l'*hygéisme.*

Dans tous les comtés de l'Angleterre, dans
le Berkshire, Cornwall , Devonshire , Dorsetshire, Durham , Essex , Galles , Hampshire ,
Middlesex , Yorkshire , etc. , etc. , dans les
principales villes, aux colonies anglaises, en
Amérique , dans les Indes , sur les côtes
d'Afrique, dans les états de l'Union, etc., etc.,
partout les immenses succès obtenus à l'aide
des pilules Morison ont forcé l'honorable hygeist à établir des dépôts dont le nombre est
loin de suffire aux demandes. Des agens actifs,
intelligens, doués de cet ardent amour de l'humanité qui caractérise avant tout le très honorable président du collége de santé, remplissent
dans les pays étrangers la mission confiée à
leur zèle et à leur probité. Des ouvrages ont,

sous le nom de *Morisoniana*, répandu partout les doctrines salutaires du chef de la nouvelle médecine. Les éditions successives rapidement écoulées du nouvel évangile médical, les lettres de remercîmens, les bénédictions rendues par les malades à M. Morison, *leur sauveur*, ont puissamment concouru au développement en quelque sorte incompréhensible de la thérapeutique végétale : tels ont été les droits de l'illustre Morison à la faveur publique, que des médecins, convertis par la force de la vérité, se sont formés en société, sous le titre de Collége britannique *de santé*, dont M. Morison a été tout naturellement nommé le président. Les membres de ce collége exercent, comme *hygiciens*, dans tout le royaume et les possessions britanniques.

« Ils sont eux-mêmes, disent les auteurs
» de la nouvelle préface aux *morisoniana*,
» au nombre de ceux que ces remèdes ont
» guéris de maladies et d'infirmités contre
» lesquelles avaient échoué toutes les res-
» sources de la faculté. Ils ont acquis une
» parfaite connaissance de leurs qualités et du
» mode de leur application. Ils font le rapport

» des cures qu'ils ont opérées , et les attesta-
» tions incontestables qu'ils produisent de gué-
» risons obtenues par ce seul remède , simple ,
» benin , mais tout-puissant et efficace , dans
» des cas totalement différens les uns des au-
» tres , sur des sujets bien connus et devant
» des témoins innombrables , doivent faire dis-
» paraître le moindre doute et démontrer la
» bonté universelle de ce remède. Les hygiciens
» visitent aussi les malades et donnent leurs
» consultations gratis.

» Il n'y a jamais eu d'exemple que cette mé-
» decine ait manqué de donner du soulage-
» ment , et dans les cas invétérés la persévé-
» rance est un moyen certain de guérison. Si
» quelques malades , par inconstance ou man-
» que de confiance dans un nouveau remède ,
» ont cessé trop tôt quand ils auraient dû con-
» tinuer , à eux la faute. Aussi les membres
» de la faculté (comme on devait s'y attendre),
» voyant combien la profession était compro-
» mise par ce moyen de guérison rapide et éco-
» nomique , n'ont-ils rien épargné pour faire
» croire aux ames faibles et timides qu'il était
» dangereux de continuer à prendre un remède

» inconnu (pour eux) ; mais, comme on ap-
» précie maintenant la fausseté et l'inutilité de
» leurs systèmes passés et présens, on s'est
» moqué d'eux et on les a méprisés pour leur
» intervention intempestive. Malheureusement
» pour les savans qui annonçaient que ce re-
» mède détruirait le tempérament, les per-
» sonnes qui en ont le plus franchement fait
» l'essai et qui en ont pris en plus grande
» quantité s'en sont invariablement bien trou-
» vées et leurs tempéramens se sont fortifiés
» sous tous les rapports. Mais, pour répondre
» à des calomnies si absurdes, ne peut-on pas
» affirmer avec vérité que les nombreuses morts
» subites, les maladies de langueur, les infir-
» mités de toute espèce dont on est journelle-
» ment témoin, sont amenées par le mode ac-
» tuel de traitement médical, et que ce mode
» est, par conséquent, la cause de la ruine des
» tempéramens : l'on trouvera que ceux qui
» ont fait usage du remède des hygiciens sont
» vivans, verds, frais et vigoureux ; tandis que
» ceux qui ont été guidés par les fausses doc-
» trines de nos docteurs, loin de donner du
» ton et de la vigueur à leur système, sont

» courbés sous leurs infirmités ou déjà dans le
» tombeau. Tout cela a été suffisamment vé-
» rifié. »

Le remède de l'*hygeist* Morison, remède aujourd'hui connu en Angleterre sous le nom de
REMÈDE UNIVERSEL, est composé seulement de
plantes médicinales ; et nous pouvons garantir
qu'il n'y entre pas un seul atôme de substances
minérales ni de produits chimiques. Il est parfaitement innocent pour l'âge le plus tendre et
pour les estomacs les plus délicats. Son action
est douce et bénigne, et néanmoins c'est un
des plus puissans moyens de guérison qui aient
jamais été offerts. Ce merveilleux effet est produit par des selles modérées qui ont lieu sans
la moindre douleur, sans diminution des forces,
et qui établissent une dérivation favorable au
déplacement des souffrances, en même temps
qu'elles expulsent et chassent sans retour la
cause des maladies.

Modes de préparation et d'administration du
remède Morison.

Le médicament de M. Morison se compose
de trois sortes de préparations ; d'abord : des

deux sortes de pilules désignées sous le nom de *pilules n° 1*, *pilules n° 2*, et enfin de *poudres adoucissantes et sédatives*. Le mode de purgation de ces pilules est subordonné à la dose ; à la sensibilité des organes et à leur plénitude.

Les pilules n° 1 sont plus douces que les pilules n° 2. Elles doivent être employées dans les cas les moins graves, et spécialement dans les cas de convalescence, ou pour raffermir une santé mal établie.

Doses. — Elles doivent varier selon la disposition du sujet, c'est-à-dire selon la force ou la faiblesse des tempéramens. La dose est d'une à deux pilules pour les enfans de six mois à deux ans ;

De quatre, pour les enfans de trois à six ans ;

De six, pour les enfans de six à douze ans ;

De huit, pour les personnes des deux sexes, âgées de douze à dix-huit ans, et pour les femmes et les filles faciles à purger ;

De douze ou quinze, pour les hommes faits, forts et difficiles à purger. Les hommes chez lesquels quinze pilules seraient insuffisantes peuvent en prendre dix-huit et même vingt sans aucun danger.

La dose de ces pilules, dans des cas graves, a pu être portée jusqu'à quarante, sans que le malade en fût nullement fatigué.

On peut les prendre dans un fruit cuit, dans des confitures, du miel, dans quelques cuil-lerées de bouillon, d'eau, de thé, etc., etc.

On peut, au besoin, écraser ces pilules : c'est de cette seule manière qu'on peut les faire prendre aux enfans.

La poudre végétale et apéritive, ou limo-nade sédative, est une boisson rafraîchissante, légèrement acidule et très agréable à boire ; elle doit accompagner nécessairement le traite-ment par les pilules n° 1 et n° 2 (1). Les malades prendront cette poudre aux doses suivantes : trois ou quatre cuillerées dans un verre d'eau tiède ou dans une légère infusion de thé ou de violette, prises deux fois par jour.

(1) Cette boisson, ainsi qu'on peut le voir. a pour but de favoriser la purgation. Elle remplace très avantageusement les différens bouillons ou tisannes que les médecins ont l'habitude de faire prendre aux malades quand on les purge. La poudre de M. Morison jouit des propriétés tempérantes que n'ont point les autres préparations.

Quo qu'on vomisse, il ne faut pas s'effrayer : une légère infusion de thé, de tilleul, de feuille d'oranger ou une légère limonade, appaisera les vomissemens.

Il ne faut point de préparation pour user de ces pilules ; on peut les prendre à son lever à jeun, et une ou deux heures après on peut prendre un bouillon gras ou maigre ; elles se dissolvent et passent très facilement.

Les personnes qui sont constipées habituellement, c'est-à-dire qui vont rarement à la garderobe, doivent continuer l'usage de ces pilules pendant un certain temps, pour en éprouver les heureux effets.

Les personnes qui veulent être purgées lentement et sans être détournées de leurs travaux, feront bien de prendre, le soir en se couchant, cinq, six et même dix pilules ; elles passeront tranquillement la nuit, et le matin, à leur lever, elles feront deux ou trois selles, et n'éprouveront aucune incommodité dans le courant de la journée.

Une seule prise de ces pilules, à la dose convenable, suffit pour purger et guérir une simple indisposition, un dégoût dans une fièvre éphémère, une indigestion par suite d'excès de table ; mais pour une affection grave, de longue durée, telle que les dartres, les affections syphilitiques, scrofuleuses, les fleurs blanches, une mauvaise menstruation, etc., etc. ; il faudra en continuer l'usage longtemps, et alterner toujours avec le n° 1 et le n° 2, si on veut arriver à une parfaite guérison.

CHAPITRE VIII.

—

Le traitement purgatif convient à toutes les maladies, et dans tout le cours de leurs périodes, — Maladies fébriles, —nerveuses et organiques. — Leurs causes. — Comment agissent les pilules Morison. — Opposition des médecins patentés. — Ils s'opposent à la propagation de l'hygicisme en Moldavie.— Arrêt officiel du souverain, prince Michel, en faveur de la méthode Morison. — Avenir de l'hygicisme.

Ce n'est pas seulement à quelques maladies que peuvent convenir les pilules de l'hygéisme, mais c'est à toutes les affections qui affligent l'espèce humaine, soit dans l'enfance, comme les vers, les différentes éruptions du cuir chevelu, de la face, les accidens de la dentition, etc. ; dans l'âge mûr, la vieillesse, si sujette aux différentes maladies aiguës et chroniques de la poitrine et du ventre, à la goutte, aux rhumatismes, etc. , etc. ; mais elles sont convenables encore dans les maladies du sexe, les désordres de la menstruation, les pertes, les

fleurs blanches, les affections hystériques, etc.
L'utilité du remède est facilement expliquée par les propriétés que possèdent les substances qui le composent. Toutes les maladies
d'ailleurs appartiennent à la même source, la
viciation des liquides par l'introduction ou le
développement de matériaux hétérogènes. L'expulsion de ces hôtes, devenus nuisibles, nous
explique naturellement la guérison. Qu'on jette
en effet les yeux sur un cadre nosologique, et
l'on ne tardera pas à se convaincre que, quelles
que soient les formes diverses qu'affectent les
maladies, toujours elles se résumeront en :
maladies fébriles ou FIÈVRES,

Maladies convulsives ou *nerveuses*,

Et maladies *organiques* ou avec lésion, changement dans la texture des organes.

Eh bien, quelle est la source de la fièvre?
Au rapport d'Hippocrate, de Galien, de Sydenham et de tous les bons observateurs de la
médecine, elle tient à un état particulier du
sang, à une viciation, soit accidentelle, soit
spontanée, de ce liquide dont les propriétés, devenues tout à coup irritantes, pénètrent les organes, les excitent et développent ainsi la série

8

des phénomènes fébriles. Le délire, les convulsions, la soif, la chaleur ardente du corps,
la précipitation des battemens du cœur, etc.,
tiennent au contact des matières étrangères,
des particules acrimonieuses qui ont pénétré
dans le sang, circulent avec lui et stimulent
douloureusement les tissus organiques. D'autres
fois les mêmes phénomènes sont dus à la ré-
sorption d'une certaine quantité de bile. Dans
les pays chauds, sous l'influence de certaines
épidémies, d'une alimentation défavorable,
composée de substances de difficile digestion,
le foie secrète une abondance extraordinaire
de bile. Cette bile s'épanche dans le canal intestinal, irrite ses parois, et, si elle n'est éva-
cuée, pénètre dans les vaisseaux, vicie la masse
générale des humeurs et développe ainsi une
série d'affections fébriles, nerveuses ou organiques. De là l'indication d'expulser le plus
promptement possible tous les résidus biliaires
que peuvent contenir les intestins. On sent en
effet que de difficultés et de temps peut ré-
clamer le traitement, lorsqu'il doit agir sur
l'ensemble de l'organisme, et rappeler sur
la paroi intestinale les humeurs que le torrent

circulatoire a entraînées avec lui. De là l'indication si lumineuse de l'hygeist Morison, de prendre, même en santé, quelqués pilules de son
remède végétal, dont de légères doses mettent
constamment à l'abri de pareils dangers. Ces
suites funestes d'une hyper-sécrétion bilieuse
avaient été reconnues par tous les anciens médecins. C'est à elles que doivent être attribuées
la plupart des *maladies nerveuses.*

Les personnes à tempérament nerveux sont
douées en effet d'une telle susceptibilité organique, que, sous l'influence du moindre dé-
rangement du système des humeurs, les nerfs
prennent tout à coup une prédominence qui
se manifeste par des douleurs, des mouvemens convulsifs, de l'agitation, qui trouvent
une facile application, si l'on réfléchit que le
genre nerveux, partout en contact avec le système des vaisseaux, puise dans ceux-ci les
matériaux de ses propriétés. Les vaisseaux
chargés d'élémens étrangers ou viciés, les nerfs
doivent tout d'abord et nécessairement en res-
sentir l'influence délétère. Les anciens médecins hippocratiques avaient bien remarqué cette
coïncidence de l'altération des humeurs avec

les maladies nerveuses , ils les attribuaient à une bile particulière résorbée dans l'intestin et portée dans les organes , *l'atrabile,* bile noire ; ils avaient vu également que la guérison de ces mêmes maladies ne s'obtenait que par l'expulsion decette atrabile. De là le précepte du père de la médeine, de purger dans les maladies nerveuses , l'hypocondrie , la folie , etc. : l'ellébore était, dans ces cas, son principal remède. Hippocrate avait la plus grande confiance dans la propriété purgative de ce médicament.

Si l'on suit les effets des matériaux hétérogènes au sang et passés dans les vaisseaux, on verra, pour peu que la maladie dure, des épanchemens de toute nature se faire dans les tissus, les organes du corps. C'est ce qui arrive dans les maladies longues , appelées par les médecins *maladies chroniques :* aussi est-ce dans ces affections à la suite de traitemens mal dirigés , qu'on observe ces changemens organiques que l'anatomie pathologique a appris à reconnaître, que les médecins , à leur tour , ont très bien classés en *tubercules, mélanoses , squirrhes, matières cérébriformes,* etc. , mais qu'ils n'ont point appris à guérir. L'altération des humeurs est donc encore ici la cause des *maladies organiques.*

Dans tous ces cas, dans ces trois grandes classes, qui comprennent tout le domaine de la pathologie, la même cause joue donc toujours le principal rôle. Attaquer cette cause, la vaincre, c'est donc combattre et se rendre maître des maladies. On n'est donc plus étonné alors si l'hygeist Morison, par un moyen simple en apparence, peu dispendieux, facile à administrer et à prendre, est parvenu à composer un remède qui *guérisse tous les maux.* Quelle que soit l'idée qu'on puisse se faire d'un pareil résultat, il ne choque plus, dès l'instant que la science bien interprétée en donne une explication satisfaisante. Ne pouvant ici donner en détail, l'histoire des maladies que le traitement par la *méthode végétale* a constamment améliorées et guéries, nous avons dû chercher à donner l'explication générale d'un pareil fait ; chercher à résoudre ce problème que l'expérience de M. Morison avait déjà confirmé, mais que la science aurait pu mettre en doute. Bientôt sans doute nous pourrons, dans un nouvel ouvrage , conçu sur une autre base , faire connaître à nos lecteurs les succès et les cures admirables obtenues par les médecins *hygeistes ;* mais avant nous avons pensé qu'il valait mieux faire en quelque sorte table rase , démontrer l'inanité , la frivolité et même le danger de la *médecine officielle.* Le public en effet sera d'autant plus disposé à venir à nous, qu'indépendamment de nos succès et de notre désintéressement , il aura vu les dispensateurs *patentés* de la santé publique chercher tour à tour, dans l'*astriction* et le *relâchement* des pores, la *colère* ou la *bonté divine*, l'*influence des astres* ou *des signatures*, les rapports du *macrocosme* et du *microcosme*, la *violence* ou la *douceur* de l'ame ; dans la *mécanique* et les *mathématiques* ; dans l'*incitation* et l'*irritation*, le *contro-stimulisme* et l'*homéopathisme*, des remèdes inutiles et des explications frivoles pour les mille maux de l'humanité. Il nous appartenait à nous , membre correspondant du collége britannique de santé, honoré de l'amitié et de l'estime du fondateur de l'*hygéisme*, de jeter en France les fondemens de la nouvelle médecine. Mais, pour arriver au noble but de nos travaux, nous aurons à lutter contre bien des amours-propres , contre des intérêts froissés, des positions établies , des préjugés de toute espèce ; aussi avons-nous voulu rendre, autant que possible , le combat égal en initiant le public, jusqu'ici relégué sur les banquettes du parterre , aux secrets de la comédie des médecins patentés des facultés du royaume. Quelles résistances n'aurons-nous point à surmonter ! Les médecins d'une des contrées européennes où l'hygéisme est aujourd'hui le plus florissant, la Valachie et la Moldavie, s'étaient coalisés pour empêcher d'abord le développement de la médecine Morison, et leur résistance n'a fait que tourner à leur honte. Voici à cet égard ce qu'écrivait, à la date du 10 août 1835, le docteur Thollausen au président du collége de santé.

« Vous pourrez apprécier la difficulté que j'ai rencontrée pour faire triompher votre méthode curative des maladies , lorsque vous saurez que, la première fois qu'il en fut question, tous les médecins se sont réunis pour détruire ce nouveau système et en empêcher la propogation. Le Dr..., sur la coopération duquel j'avais le plus compté, est un de mes plus grands antagonistes. Cependant votre remède a opéré des cures remarquables et excite la plus vive attention. Un des fils du comte Paskan, âgé de dix ans, était affecté depuis sa naissance de scrofules. Les glandes de son cou étaient si généralement engorgées, qu'elles formaient presque une tumeur continue autour de son cou. Tous les moyens qui avaient été employés par les gens de l'art avaient échoué. La famille du comte Paskan est une des plus influentes du pays. Dès qu'on sut que ce jeune enfant était décidé à faire usage de vos pilules végétales, les principaux boyards, qui avaient été influencés par les médecins, et qui avaient été prévenus contre votre nouvelle méthode, observèrent avec anxiété la cure promise. Au milieu de ces circonstances peu favorables j'ai commencé l'administration de votre médecine végétale, bien persuadé que le succès de votre méthode dans ces contrées dépendrait entièrement de ce résultat, le jeune malade ayant été déclaré incurable par les médecins. J'ai commencé par lui administrer, matin et soir, cinq pilules du n° 1 et 2 alternativement, tout en y ajoutant tous les jours trois prises des poudres végétales; j'ai augmenté chaque jour le nombre des pilules d'une jusqu'à ce que je sois parvenu au nombre de 20. Le malade a eu huit selles par jour. La maladie a été si longue et tellement enracinée dans l'économie, qu'un mois entier s'est écoulé avant d'apercevoir la plus petite amélioration. Ma situation devenait tous les jours plus pénible, ayant à encourir la méfiance de toute la famille, les médecins ayant insinué que ces évacuations continuelles détruiraient la santé de l'enfant. Je demandai qu'il fût transporté pendant quelque temps à la campagne, tout en continuant à prendre la même dose de pilules.

» Hier, le tuteur du gentilhomme me fit appeler, et m'apprit que son pupille était entièrement guéri ; qu'il n'existait plus de tumeur à son cou, et que la peau était aussi lisse et aussi belle que possible. Le succès a été complet, et toute la famille du comte Paskan m'a témoigné sa reconnaissance pour cette cure inespérée. Le même jour, toute la famille Ghiska, à laquelle appartiennent nos deux ministres, a commencé à faire usage de votre médecine, et la famille de Balach , un comte autrichien et le grand-trésorier de la principauté prennent vos pilules. Beaucoup de personnes en ont obtenu de grands bienfaits pour d'autres maladies , et notamment le rhumatisme , la goutte , etc. , etc. M. de Milo , de Jassy , a été entièrement guéri d'une ophtalmie chronique dans l'espace de trois semaines. Une dame de la haute société, qui depuis cinq ans avait perdu la vue , de la même maladie , s'est confiée à mes soins , et elle a pris de fortes doses de pilules, de 19 à 20 par jour , accompagnées de trois prises de poudre végétale, et elle m'assure qu'elle n'a jamais été en meilleure santé , et qu'elle n'a jamais éprouvé la moindre contrariété dans leur administration. Un jeune homme dont les yeux étaient dans un état déplorable , a été traité par les médecins pendant neuf semaines. Il était entièrement privé de la vue ; ses paupières étaient renversées , l'angle interne était en suppuration ; il avait peur de devenir entièrement aveugle. Dans l'excès de son désespoir il voulait se tuer. Il vint me consulter dans cet état ; je lui conseillai de prendre trois pilules matin et soir, et de faire usage en même temps des poudres pendant trois jours ; ensuite d'augmenter les doses, en alternant du n° 1 et 2. Dans ce moment, ses yeux, qui étaient à peine apparens, commencent à reprendre un meilleur aspect, et la matière purulente cesse de couler ; la vue n'est pas entièrement guérie, mais l'amélioration que j'ai déjà obtenue me fait espérer que dans peu de temps il arrivera à une parfaite guérison.

» Une dame, qui était privée de ses facultés, et qui, dans sa folie, voulait attenter aux jours de son mari et de ses enfans, et dont la constitution était considérablement détériorée par le grand nombre de traitemens auxquels les médecins l'avaient soumise, a entièrement recouvré ses facultés, et aujourd'hui elle s'occupe de ses affaires domestiques comme autrefois. Quatre petites boîtes ont été suffisantes pour obtenir la guérison : elle a pris seize pilules par jour. Ma femme, qui était très affaiblie par les fatigues qu'elle a éprouvées dans notre long voyage pour venir ici, a été entièrement guérie en prenant deux doses de vingt pilules chaque jour pendant trois semaines. Une petite quantité de pilules et de poudre est suffisante pour enlever la fièvre, les coliques auxquelles sont sujets les gens de ce pays. Nous avons été jusqu'à présent exempts des maladies qui règnent dans cette contrée, telles qu'oph-talmies, exanthèmes, grâce aux pilules de M. Morison, desquelles nous n'avons jamais négligé de prendre une dose une fois par mois au moins.

» Jassy, 10 août 1835. »

Nous avons voulu rapporter cette lettre pour donner une idée de l'opposition que rencontre la propagation de l'*hygéisme*. On sait que c'est le propre de la vérité d'être persécu-tée : Galilée expia dans les cachots de l'inquisition le crime de l'avoir découverte. Cette lettre donne aussi des détails sur les admirables ré-sultats de la méthode de traitement du véné-rable Morison. L'autre jour, dans un salon où je me trouvais avec son excellence le ministre de la justice de Moldavie, actuellement à Pa-ris, ce haut personnage confirmait de vive voix les cures obtenues par le traitement des pilules ; il citait entre autres les noms d'une foule de personnes les plus considérables du pays qui avaient dû aux préparations *hygéiques* le soulagement et la guérison de leurs maux. Aussi le souverain de Moldavie, prince Michel, sur les reclamations incessantes de sa noblesse et des boyards, a-t-il autorisé dans toute la principauté la vente et le débit des poudres et pilules végétales. Ce prince, d'abord prévenu par les intrigues des médecins du pays, s'était opposé à l'introduction de l'hygèisme. Mais il a noblement réparé cette erreur, et les termes honorables de l'arrêt sont la confirmation la plus éclatante des services rendus en Moldavie par la médecine de l'illustre Morison. Voici le texte de l'ordonnance rendue à Jassy, le 15 avril 1836.

« Nous avons vu et entendu les témoignages joints par le professeur docteur Tollhausen, agent général au collége britannique de santé, en faveur de son heureuse pratique comme hygéiste dans nos principautés, ainsi que les nombreuses pétitions qui nous ont été adressées par la noblesse et autres personnes de condition, sollicitant la libre vente de la médecine végétale universelle de Morison, en Moldavie.

» Faisons connaître à tous , par ces présen-
tes , que

» Nous accordons l'introduction et la vente
libre des pilules Morison dans notre principauté , et que chacun est libre d'en user pour la
conservation de sa santé.

» Jassy , 15 avril , 1836. »

Ces pièces authentiques sont des monumens
officiels des résultats obtenus à l'aide de la méthode Morison. Elles sont le plus doux témoi-
gnage des services rendus à l'humanité par l'illustre et honorable fondateur de l'*hygéisme*.
Bientôt tous les gouvernemens européens, éclairés sur les véritables intérêts de leurs peuples,
s'empresseront d'imiter le noble exemple du
souverain de Moldavie , et d'autoriser le libre
développement d'une doctrine appelée à renou-
veler dans le monde la face de la médecine.

(127)

CONCLUSION.

—

I.

La médecine ne fut d'abord qu'un art grossier et empirique, exercé par des prêtres au profit de leur domination.

II.

Les premiers philosophes grecs, ensuite Hippocrate, arrachent la médecine de l'enceinte sacrée ; ils initient le vulgaire aux connaissances médicales et à l'action des médicamens naturels.

III.

Hippocrate est le père de la médecine ; il jette les premiers et véritables fondemens de la science. Il reconnaît, dans les altérations des liquides, la vraie et seule source des maladies. Ses successeurs s'éloignent de la méthode d'observation qu'il avait léguée ; leur esprit s'ingé-

nie à mille hypothèses contradictoires, dont
l'humorisme hippocratique forme néanmoius
toujours la base. Cet humorisme se retrouve
dans le système de Galien, dont les dogmes
sont scrupuleusement observés pendant plus
de douze siècles.

IV.

Les découvertes des alchimistes, l'introduction de nouveaux médicamens, les rêveries as -
trologiques et l'observation d'épidémies de
maladies inconnues des médecins grecs et la-
tins, donnent occasion à de nouveaux systèmes
fondés sur les rapports de l'organisme avec le
monde planétaire, et les mélanges acides ou
alcalins des liquides du corps.

V.

La culture de l'anatomie, la découverte de
la circulation du sang, l'ouverture des cadavres après la mort pour reconnaître le siége des
maladies, enfin les progrès remarquables des
sciences physiques par Galilée, Newton, etc. ,
jettent les médecins dans de nouvelles voies.
Ils font de l'économie humaine une véritable

machine, dont le cœur, espèce de pompe fou-
lante et aspirante, entretient les rouages com-
pliqués. Dans les canaux inertes de la machine,
le physicien chimiste fait jouer les fermenta-
tions, les ébullitions, distillations et autres
opérations qu'il a été à même d'observer dans
ses cornues.

VI.

A côté des théories médico-chimiques s'é-
lève une doctrine purement vitale, constituée
d'abord aux dépens de l'ame, qui seule est
malade ou bien portante, et qui seule doit être
soignée ou nourrie par la médecine; mais ensuite l'ame, de plus en plus matérialisée, se
perd dans les *forces vitales*, le *principe vital;*
la *sthénie* et l'*asthénie*, l'*irritation* et l'*abirrita-
tion*, d'où l'indication de soutenir ou d'affaiblir,
de saigner ou de corroborer le malade. Ces
doctrines sont encore celles du jour, à côté des
rêveries des magnétiseurs et de l'imagination
vraiment lilliputienne des homéopathes.

VII.

Mais, grace à nos modernes rêveurs, le véritable fond de la science de guérir se perd de plus en plus ; les causes des maladies , les altérations des humeurs , l'importance , en un mot , des liquides , qui sont cependant dans le corps de l'homme comme 9 est à 1 , est complétement perdue de vue ; la machine humaine n'est plus, pour nos systématiques modernes , je ne dirai pas un *corps sans ame* , mais un *corps sans eau* (1).

VIII.

Le but de ce livre était donc de faire voir l'inanité , la futilité , la niaiserie , l'incohérence de la prétendue science médicale de nos jours ; de démontrer, aux yeux de tous , ce qu'il y avait de réel derrière ces grands mots forgés du grec et du latin, et qui en imposent aux oreilles étonnées de la foule. Il était bon de faire voir le *servum pecus* doctoral suivant la bannière de trois ou quatre métaphysiciens, Brown, Ra-

---

(1) Et cependant un cadavre frais qui pèse de 140 à 160 livres, n'en pèse plus que 16 ou 20 quand il est desseché ; et c'est avec une si énorme proportion de liquides que ceux-ci sont considérés comme non avenus, et que nos docteurs du haut de son échaffaudage scientifique se moquent des raisonnemens du vulgaire sur les altérations des humeurs !

sori, Broussais, Hanhemann, sans compter les magnétiseurs, dont tout le mérite consiste à savoir enfiler avec adresse les anneaux d'une chaîne qui doit servir avant tout à contenir dans l'admiration, et surtout sous le joug médical, la classe si productive des patiens de haut et bas étage.

IX.

Nous avons voulu faire main basse sur la prétendue science de nos adversaires; la jeter nue et sans fard sur la place; la montrer telle qu'elle est réellement, et l'attaquer, en un mot, corps à corps. Nous pourrons alors, avec plus d'avantage, faire connaître et propager dans le monde, dépouillée de tout vernis étranger, notre théorie rationnelle et fondée sur le sens commun de tous. Le bon sens populaire, une fois dégagé des langes dans lesquels le retenait le jargon scientifico-médical des docteurs patentés des facultés, jugera au moins par lui-même des effets miraculeux d'une méthode qui, loin de craindre le grand jour de la publicité, l'appelle à hauts cris.

X.

C'est à la publicité que l'hygeïst Morison doit l'immense renommée dont il jouit en Angleterre et dans toutes les possessions britanniques ; c'est à elle qu'il doit de voir son nom béni à la fois dans les quatre parties du monde. Mais c'est à elle aussi qu'il a dû la résistance opposée par le corps si fortement compromis de ses doctes adversaires. Ils ont employé, en effet, tous les moyens possibles pour entraver dans ses résultats les développemens de la méthode végétale. On peut voir jusqu'à quel point ils ont porté la haine et l'effroi de la concurrence que leur oppose leur heureux rival. Qu'on jette les yeux sur les *Pièces justificatives,* et l'on verra les tentatives faites en Moldavie pour discréditer le traitement des pilules Morison. On a été jusqu'à substituer du poison aux médicamens des hygiciens. Après un pareil trait pour résister, la victoire ne saurait être douteuse.

FIN.

PIÈCES JUSTIFICATIVES.

Correspondance du Collège de santé.

A MM. Morison et compagnie à Londres.

Jassy, le 14 avril 1836.

Dans cette lettre, le prince déclare aux principaux boyards assemblés en corps qu'il ne s'est jamais opposé à la propagation de la médecine universelle dans ses états ; que si un ordre aussi arbitraire a pu être signifié au docteur Tollhausen, ce ne peut être que par le chargé d'affaires d'autriche, et qu'en conséquence il en est seul responsable ; de plus, que recevant de continuelles réclamations des médecins et pharmaciens de la ville, le seul expédient qu'il lui restait était d'envoyer directement au Collége de santé britannique à Londres, et de faire venir de là une certaine quantité de la médecine végétale universelle, d'apposer son sceau privé, etc., enfin d'en placer chez les différens droguistes de la ville.

Les boyards répondirent franchement qu'ils ne prendraient aucune pilule ni des médecins, ni des droguistes ; que ces pilules n'étant point une marchandise , et ne pouvant être administrées que par le docteur Tollhausen ou un hygéiste , selon le cas , ils le regardaient comme le seul agent assermenté par le *Collége de santé britannique,* etc.

L'exemple suivant, pris entre cent , servira comme preuve des moyens illicites et coupables employés par les adversaires de l'hygéisme, etc.

Parmi ceux qui ont jugé l'efficacité de la médecine végétale universelle, est un sieur Sardary Christ, qui, après en avoir fait usage pendant quinze jours, fut complétement guéri d'affections pulmonaire et épileptique. Vers la fin de sa guérison, un droguiste (sous le masque de l'amitié) vint le voir et lui demanda comment il se trouvait, etc. Pendant le cours de sa visite, il trouva moyen d'introduire, d'une manière inaperçue, dans la boîte n° 2 , placée dans la ruelle du lit, deux pilules. Après son départ, le malade ouvrant la boîte pour y prendre sa dose régulière, aperçut deux pilules distinctes des autres par la forme et la couleur. Il courut immédiatement chez un chimiste de ses amis, lequel, après examen et analyse, les déclara composées d'*arse-nic*. Elle avaient été introduites dans la boîte par ce méchant homme, dans l'espoir que la mort du pauvre malade (qui, Dieu merci, est encore vivant et proclame notre renommée à l'étranger) donnerait au système hygéique, jusqu'à présent si heureux, un coup de mort. Grace à la Providence, cette ruse criminelle a été déjouée, et retombera sur la tête du coupable. Le prince est maintenant informé de ce meurtre prémédité, par le malade lui-même, qui a dénoncé le droguiste, et est prêt à corroborer par serment le détail qu'il en a fait.

J'ai lu d'un bout à l'autre, avec un grand plaisir, votre honorée du 17 mars dernier, et vous remercie de bon cœur des instructions que vous me donnez pour l'utilité de la princesse. Maintenant, j'ai le plaisir de vous informer que, d'après mon premier traitement, la santé de la princesse est entièrement rétablie. Cette cure m'a donné pour protecteurs toute la famille ; sous peu, je vous enverrai, avec mon certificat de guerison, une lettre de remercîmens de sa part, et peut-être que cette année elle ira à Londres payer au président du Collége de santé britannique le tribut de vénération qu'elle ressent pour lui.

Dans une lettre suivante, datée de Jassy le 28 avril, le professeur Tollhausen dit :

Durant la journée d'hier et le jour précédent, plus de cent boyards sont venus me trouver comme étant informés de la résolution prise par le gouvernement d'importer la médecine universelle et de la distribuer parmi les marchands; ils ont fortement protesté par paroles et par écrit contre un tel procédé, et déclaré en même temps qu'ils n'achèteraient pas la médecine, soit sous le sceau du prince ou des docteurs, droguistes, marchands, etc., mais seulement de moi, comme votre agent général et accrédité pour la Moldavie et la Valachie. Ceci est sans doute une grande satisfaction pour moi et la bonne cause, fondée sur les effets avantageux de votre médecine. En conséquence des trois cent soixante-quinze témoignages d'heureuses guérisons effectuées par votre médecine sans une seule mort, le prince a donné des ordres pour que je prenne un certain nombre de malades dans l'hôpital de Spiredon, et les guérisse *gratis*

Jassy, le 27 avril 1836.

Au président du Collége de santé britannique,

Le docteur Tollhausen annonce au président ses succès, malgré toutes les calomnies débitées contre l'hygéisme, etc. ; il mentionne les noms des personnes guéries, etc.

Le prince ayant fait sortir trois décrets moins favorables, a enfin été forcé, par les demandes réitérées de l'archevêque Benjamin, de l'évêque Pleditros Philantos et plus de deux cents de ses premiers boyards, à rendre un quatrième décret décisif en notre faveur.

Par ma première lettre, j'aurai l'honneur de vous envoyer l'acte ou privilége accordé par le prince. J'ai nommé mon fils aîné Louis-Charles-Eugène Tollhausen, qui, en toute occasion, soutient l'hygéisme, agent général de la Valachie : envoyez-lui, s'il vous plaît, une patente.

Pour conclure : la haute vénération que la noblesse moldave porte à M. Morison, l'hygeiste, comme bienfaiteur de leur pays, l'a engagée à ouvrir une souscription à l'effet d'avoir la statue en marbre de cet ami de l'humanité, semblable aux portraits que j'ai reçus et distribués parmi les boyards.

Je suis, messieurs, avec respect,

votre serviteur,

Dr Tollhausen,

Professeur hygéiste.

Rapport du professeur Tollhausen, agent·hygéiste des principautés de Moldavie et de Valachie. (·Trad. de l'allemand.)

Mortiferam mori methodam ministrat Morisonos ;
Morbosi memores mox medicant medicos.

M. C. F. T. C.

A Messieurs Morison et compagnie, hygeiste, à Londres.

Messieurs ,

Comme il y a maintenant douze mois depuis que j'ai été choisi par la Providence pour faire cesser les souffrances humaines dans ces principautés , au moyen des vertus inestimables des « médecines végétales universelles, » je m'impose le devoir, comme votre agent-général, de vous donner, ainsi qu'à tous les hommes éclairés et qui ont noblement épousé la cause hygéiste par une conviction intime de sa

supériorité sur le faux système de la vieille
école, un détail de mes actions, souffrances et
efforts pour la propagation de l'hygéisme en
Moldavie. Je vous remettrai en même temps
quelques légers détails sur les heureux effets
de votre médecine sur les personnes hautes et
basses qui en ont fait usage sur mes observations et ordonnances particulières, et vous re-
marquerez que la sincérité de mes rapports
sera pleinement affirmée à l'entière satisfaction
de quiconque voudra s'en enquérir.

A peine avais-je commencé à proclamer votre
grande vérité, qu'une maladie, quel qu'en
soit le nom ou le genre, est extirpée par une
médecine nétoyant sa cause cachée, que les
docteurs, droguistes et tous les individus in-
téressés, manifestèrent une violente opposition,
et d'une manière indigne d'hommes instruits,
car les moyens les plus bas et les ruses les plus
criminelles furent réunis pour décrier vos innocens médicamens et détourner le public de
leur usage. Mais, depuis douze mois, tous leurs
efforts sont devenus inutiles, avec le bon sens
public et particulièrement de ceux qui ont
éprouvé le mérite réel des « médecines végé-

tales ; » lesquelles obtiennent chaque jour de nouveaux et puissans amis. Cependant les adversaires de votre système, malgré leur incessante hostilité contre les pilules Morison, s'apercevant qu'ils ne pourraient empêcher le public de faire usage de ces pilules, et que leurs insinuations calomnieuses avortaient et étaient détruites dès leur naissance, ne virent d'autre moyen pour sauver leur profession d'une ruine complète que de se réserver une dernière tentative, et d'obtenir par une représentation injuste ce qu'ils ne pouvaient faire loyalement. C'est pourquoi, trompant les autorités par de faux rapports sur les effets des médecines Morison, et après trois mois de médisance, ils extorquèrent du chargé d'affaires d'Autriche, à qui je me suis volontairement fait connaître en entrant dans le pays, un ordre arbitraire qui m'enjoignait de quitter la principauté dans le délai de quinze jours, pour avoir administré une médecine qui, dans plusieurs circonstances, avait été nuisible à la santé, et en même temps une commission mixte saisit dans mon magasin ladite médecine. Je protestai immédiatement contre un acte aussi arbitraire et en

appelai à la justice de ceux qui, après de
longues souffrances, avaient obtenu tant de
soulagement du seul usage de la médecine universelle ; cette mesure produisit une telle masse
de témoignages, bien authentiques, de guérisons obtenues dans toutes les classes, qu'elle
confondit les adversaires de l'hygéisme, et enfin la vérité brilla. L'issue de cette glorieuse
concurrence entre la vieille école et la doctrine
hygeiste fut : « *Que le prince ayant pris en considération les témoignages ajoutés par moi en faveur de mon heureuse pratique comme hygéiste, et
les nombreuses pétitions à lui adressées par la noblesse et les autres classes de la société, accorda
par toute la principauté la libre vente des pilules
Morison.* » Ledit acte de privilége peut être lu,
par quiconque le voudra, dans le *Bulletin officiel de Jassy*, année IVe, n° 3o, 16 avril 1836.
Telles furent, Messieurs, les cabales qui se
formèrent dans ce pays contre l'introduction
de l'hygéisme, et je suis fier de dire que l'hydre
est enfin renversée ; car, en vérité, il n'y avait
point de chances avec une hydre dont les têtes
abattues renaissaient sans cesse. Cependant
votre belle cause a, en dépit de ces pitoyables

machinations, indignes d'hommes de cette profession, gagné tous les habitans, noblesse, clergé, citoyens, comme prosélytes, et la renommée de vos médecines, devant à elles seules leur mérite, est maintenant établie sur des bases telles que les efforts unis des docteurs, droguistes et toute leur suite ne pourraient l'ébranler, quoi qu'ils puissent faire. Le monde doit savoir discerner actuellement ses véritables bienfaiteurs, et ne sera plus long-temps dupé par de fausses charges dirigées contre un innocent, et cependant par une médecine toute puissante.

J'ai l'honneur de mettre sous vos yeux quelques-unes des lettres de remercîmens qui m'ont été adressées comme effusion spontanée des personnes guéries. Vous trouverez parmi elles les noms des personnes qui tiennent le plus haut rang dans le monde et qui se sont publiquement enregistrées sous la bannière du Collége britannique, et proclament vos louanges à quiconque veut les entendre. Ces cas cependant ne forment pas la centième partie de ceux qui m'ont autorisé à envoyer près d'eux pour des renseignemens particuliers, etc. , et dont les guérisons sont parfaitement connues ici. Énumérer tous les succès obtenus excéderait mes limites ; il suffit de dire que plus de deux mille personnes dans la principauté de Moldavie ont été guéries des désordres les plus invétérés de l'économie, et que dans aucun cas où ces pilules ont été appliquées la mort ne s'en est suivie. Enfin, pour convaincre de l'exactitude de votre théorie, lorsque vous recommandez aux malades que, dans les cas opiniâtres, *augmenter de doses* et de *persévérance* est le seul moyen d'obtenir guérison, je vous signalerai quelques faits éclaircissant cette théorie. Le premier est un cas des plus désespérés de *syphilis* de longue persistance, où *dix mille* pilules prises avec la dernière persévérance pendant *six mois,* purent extirper l'infection ; le second est du même genre, et le changement tant désiré s'effectua au bout de *trois mois*. Le malade a pris environ *huit mille* pilules, et pendant les derniers jours, quatre-vingts par jour. Il est à remarquer *que la luette avait été presque rongée par le virus* quand je commençai à administrer au malade les médecines végétales. A l'occasion d'un enfant acca-

blé par le *tétanos,* j'administrai en moins de
huit heures *soixante-cinq* pilules n° 2 , et l'enfant fut bientôt rétabli. Une femme tourmen-
tée par une *hystérie* et une *constipation* sévères,
prit, dans l'espace de douze heures, *cent quinze*
pilules , lesquelles étant suivies de bonnes évacuations et d'envie de vomir, produisirent bientôt l'effet désiré. Outre ce que je viens de citer
et beaucoup d'autres cas que le défaut det emps
me fait omettre, la guérison de Seadary Christ
est spécialement remarquable, et peut servir
de preuve contre les moyens odieux rassem-
blés par les adversaires de l'hygéisme , afin de
trouver en faute la découverte végétale. Ledit
homme , S. C. , après un traitement de quinze
jours , fut complétement guéri d'une inflammation pulmonaire et fièvre nerveuse. Pendant le traitement hygéiste, un droguiste, etc.
(le fait est déjà rapporté dans une lettre datée
du 14 avril 1836, par le docteur Tollhausen
lui-même (voyez plus haut). Un autre homme
qui , après avoir suivi pendant quatre ans un
traitement médical , chirurgical et homéopa-
tique, sans jamais avoir obtenu de soulagement, fut guéri en quatre mois de sept plaies

syphilitiques, est tombé victime du poison introduit dans les' boîtes que ce malheureux
avait toujours ouvertes sur son pupitre. Ne
vous arrêtez point à ceci , Messieurs ; quelque
étrange qu'il puisse paraître , tout ce que je
je vous ai dit et vais vous dire est l'exacte vérité. Si , par une heureuse circonstance , je
n'avais eu sous la main cinquante pilules n° 2
et quatre fortes doses de poudre , en janvier
dernier, je tombais moi-même victime du même
complot. Ainsi vous voyez où peuvent aller
la méchanceté , l'envie et la malice, et la haine
de parti de ces patentés « conservateurs de
la santé publique! » Maintenant leurs inutiles
persécutions contre l'innocente médecine végétale ont totalement tourné à leur désavantage ,
depuis que, par le traité du prince , cette médecine végétale universelle a été constituée un
bonheur national et universel. La noblesse, le
clergé et tous les citoyens lui ont décerné la ré-
compense de la manière la plus méritée , et la
victorieuse lumière de la vérité et de la raison,
secondée par leurs nombreuses pétitions à
Sa Grace, en arrivant jusqu'au trône, et a
engagé le prince, sur les instances réitérées de

plus de deux cents de ses premiers boyards , à publier l'acte d'autorisation.

Suivent ici les lettres de remercîmens, certificats, etc. , etc.

J'ai maintenant un grand nombre de guérisons devant moi, embrassant toutes les maladies auxquelles l'organisation humaine est exposée, et qui ont été contraintes , malgré leur opiniâtreté, de céder à la persévérance et aux fortes doses de la médecine végétale universelle. Je désignerai leur nombre sous leur chef respectif.

Fièvres, 432. — Hydropisies, 9. — Rhumatismes, gouttes, 156. — Maux degorge, 44. — Toux, coqueluches et rhumes,122. — Indigestions, 342. — Asthme, 126.— Coliques, 59. — Maladies nerveuses , 27. — Furoncles et ulcères, 164. —Descentes, 8. — Consomptions, 12. — Épilepsies, 10. — Maux de tête, 133. — Dérangemens de la menstruation, 163. Boiteux, 5. — Bras raides, 2.—Maux de dents et maladies de la bouche, 16.—Aveuglement, 15. — Surdités, 6. — Hémorroïdes, 254. —

(147)

Érysipèles, 36. — Petites-véroles, 4. — Diarrhées, 18. — Gravelles et maladies urinaires, 163. — Scrofules et affections glanduleuses, 84. — Scorbuts et gencives saignantes . 29. — Figures bourgeonnées, 13. — Jaunisses, 8. — Vers, 48. — Syphilis, 472. — Gonorrhées, 321. — Inflammations, 22. — Apoplexie, 1. — Paralysies, 5. — Frénésies, 2. — Lombago, 46. — Spasmes de l'estomac, 14. — Tics douloureux, 4.

J'ai aussi le plaisir de vous informer que l'archevêque métropolitain, Benjamin, frappé de la solidité des principes hygéistes, et par les guérisons étonnantes effectuées par votre médecine parmi le haut clergé, a ordonné qu'un abrégé de vos ouvrages serait traduit en langue moldave, et imprimé par les presses archiépiscopales. Cet ouvrage, imprimé *avec l'autorisation de la censure royale*, et dédié à sa sainteté l'archevêque métropolitain, sera sous peu prêt à être distribué à deux mille exemplaires. Comme sa sainteté a mis lesdites presses à mon entière disposition, toute la matère nouvelle qui m'arrive journellement dans l'hygéisme sera publié ici, en sorte que votre noble cause répandra, de ces principautés, ses éclatans rayons sur tout l'Orient.

Pour conclure, le docteur Tollhausen parle de sa reconnaissance envers Dieu pour la faveur qu'il lui a faite, ainsi qu'à toute sa famille, en leur accordant guérison complète, lorsque les frères Berk étaient agens généraux en Allemagne pour le Collége britannique de santé. Il dit qu'il a été chargé de la traduction en allemand du *Morisoniana*.

Il remercie le Collége britannique de santé de la faveur qu'il lui a accordée en le choisissant comme organe de sa théorie en Orient, et dit qu'il ne négligera aucun effort pour généraliser l'hygéisme, etc.

C'est avec gratitude envers vous, messieurs, et tous les amis du Collége britannique de santé, que je prends la liberté de me dire votre plus respectueux serviteur,

Professeur-docteur TOLLHAUSEN,

Agent général des principautés de Moldavie et de Valachie, hygéiste.

Jassy, le 1er juin 1856.

N. B. Ce qui précède est traduit textuellement de la correspondance allemande du docteur Tholhausen.

TABLE DES MATIÈRES

CONTENUES DANS CE VOLUME.

—